Stevia

Historia, virtudes y aplicaciones de la planta dulce que lo cura todo

Stevia

Historia, virtudes y aplicaciones de la planta dulce que lo cura todo

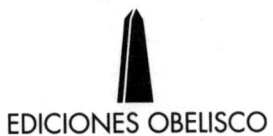

EDICIONES OBELISCO

Si este libro le ha interesado y desea que le mantengamos informado
de nuestras publicaciones, escríbanos indicándonos qué temas son de su interés
(Astrología, Autoayuda, Ciencias Ocultas, Artes Marciales, Naturismo,
Espiritualidad, Tradición...) y gustosamente le complaceremos.

*Los editores no han comprobado la eficacia ni el resultado de las recetas, productos,
fórmulas técnicas, ejercicios o similares contenidos en este libro. No asumen,
por lo tanto, responsabilidad alguna en cuanto a su utilización ni realizan
asesoramiento al respecto.*

Puede consultar nuestro catálogo en www.edicionesobelisco.com

Colección Salud y vida natural
STEVIA

1.ª edición: abril de 2010

Redacción del texo: *Alba Sánchez*
Maquetación: *Mariana Muñoz Oviedo*
Corrección: *M.ª Ángeles Olivera*
Diseño de cubierta: *Enrique Iborra*

© 2010, Ediciones Obelisco, S. L.
(Reservados los derechos para la presente edición)

Edita: Ediciones Obelisco, S. L.
Pere IV, 78 (Edif. Pedro IV) 3.ª planta, 5.ª puerta
08005 Barcelona - España
Tel. 93 309 85 25 - Fax 93 309 85 23
E-mail: info@edicionesobelisco.com

Paracas, 59 C1275AFA Buenos Aires - Argentina
Tel. (541-14) 305 06 33 - Fax: (541-14) 304 78 20

ISBN: 978-84-9777-639-4
Depósito Legal: B-15.520-2010

Printed in Spain

Impreso por Novoprint c/Energía, 53 - 08740 Sant Andreu de la Barca

Reservados todos los derechos. Ninguna parte de esta publicación, incluido
el diseño de la cubierta, puede ser reproducida, almacenada, transmitida
o utilizada en manera alguna por ningún medio, ya sea electrónico, químico,
mecánico, óptico, de grabación o electrográfico, sin el previo consentimiento
por escrito del editor. Diríjase a CEDRO (Centro Español de Derechos Reprográficos,
www.cedro.org) si necesita fotocopiar o escanear algún fragmento de esta obra.

Conoce la planta dulce

La stevia (*Stevia rebaudiana Bertoni*) es un auténtico regalo de la naturaleza que procede de las zonas subtropicales y tropicales de América del Sur y América Central, concretamente de Paraguay y Brasil.

Se trata de un arbusto dioico (órganos sexuales masculinos en distinto pie que los femeninos) que puede alcanzar 90 cm de altura. Sus hojas, de color verde brillante, son elípticas y dentadas, de tamaño variable, entre 3 y 5 cm de largo y de 1,5 a 2 cm de ancho. Sus tallos son vellosos y rectos.

La flor de la stevia es pequeña, tubular y de color blanco, y no posee ningún perfume concreto. En sus países de origen puede llegar a producir frutos fértiles, aunque la mejor forma de reproducción en esta planta es a través de los esquejes.

El hábitat natural de la stevia se halla en las regiones semiáridas, como la cordillera de Amambay en Paraguay. Son terrenos con mucho sol, arenosos y poco fértiles, pero que cuentan con un buen drenaje.

Este pequeño arbusto tiene importantes propiedades medicinales, por lo que los indígenas guaraníes y del Mato Grosso lo cultivan desde tiempos inmemoriales. Lo denominaron *Ka'a He'ë*, que significa «planta dulce», y es que la stevia es, por su dulzor, un excelente sustituto del azúcar, gracias a sus hojas, que contienen una sustancia 15 veces más dulce que el azúcar de mesa o refinado. Además, el edulcorante natural de la stevia no aporta calorías al organismo, por lo que no engorda, a diferencia del azúcar.

Esto hace que la stevia resulte ideal para ayudar a perder peso, ya que reduce la sensación de hambre, el deseo de comer dulces y facilita la absorción de las grasas. La stevia también es ideal para los diabéticos, puesto que regula los niveles de glucosa en sangre.

Propiedades de la stevia

Los principales componentes de las hojas de stevia son: triterpenos, monoterpenos, esteroides, taninos, flavonoides, diterpenos labdámicos, sesquiterpenos y aceites volátiles.

Las propiedades edulcorantes de la stevia las han utilizado durante siglos las poblaciones nativas de Paraguay. La medicina popular paraguaya la ha empleado como digestivo, cardiotónico, antiácido, diurético, hipoglicemiante, etcétera.

La stevia ayuda a regular la presión arterial y facilita la absorción de las grasas, razón por la que es perfecta para perder peso. La stevia también ayuda a reducir la fatiga y la ansiedad, e influye de manera positiva en las dolencias del hígado, el páncreas y el bazo.

Para una correcta higiene bucal, no dudes en tomar stevia en forma de enjuagues o como dentífrico, porque previene la caries y es un excelente antiséptico bucal y antiinflamatorio, con un efecto similar a otros antisépticos químicos como la clorhexidina.

También es un hipotensor suave y un buen diurético, que ayuda cuando se sufren problemas de estómago y gastrointestinales. Potencia la eliminación de las toxinas acumuladas debido a una mala alimentación.

Estimula el sistema inmunitario inhibiendo la reproducción de los virus. Su consumo habitual ayuda a fortalecer el sistema vascular y a fomentar el correcto funcionamiento del corazón.

La stevia también es un buen desinfectante para pequeñas quemaduras, erupciones, heridas, dermatitis o seborrea (trastorno de las glándulas sebáceas que consiste en una hipersecreción de grasa que afecta al cuero cabelludo, a la cara y al torso).

Además, la stevia contiene proteínas, fibra, hierro, fósforo, calcio, potasio, zinc, rutina y vitaminas A y C.

Otras aplicaciones de la stevia

Otras disciplinas son conocedoras desde hace siglos de los grandes beneficios de la stevia. En agricultura, la stevia se emplea como activador de cultivos, ya que ayuda a obtener frutos más grandes y más dulces, y para mejorar la calidad del césped en jardinería o en campos de golf. Asimismo, los residuos de stevia fermentada se usan para recuperar terrenos afectados por el abuso de productos químicos, estériles o con dioxinas y se logra una notable recuperación en pocos años.

El mundo de la cosmética emplea la stevia para elaborar cremas y productos para el cuerpo, como jabones y lociones. Las cremas elaboradas a base de extracto de stevia son rejuvenecedoras y *antiaging*. Es un excelente desinfectante y antioxidante, y elimina las bacterias y los hongos, algo muy útil en medicina para tratar las enfermedades de la piel.

La stevia también es beneficiosa para los animales, ya sean mascotas, animales de granja o caballos de carreras.[1]

---

1. *Véase* «Stevia *versus* la industria», subapartado «stevia y la industria ganadera».

El esteviósido, un edulcorante natural

La propiedad más importante de la stevia se encuentra en sus hojas. Se trata del edulcorante natural llamado esteviósido, que está constituido por una mezcla de ocho glucósidos diterpénicos (principalmente el esteviósido y el rebaudiósido, entre otros). En 1931, los investigadores franceses Bridel y Lavielle cristalizaron el principio edulcorante y llegaron a la conclusión de que el esteviósido, en su estado más puro, es 300 veces más dulce que la sacarosa y no posee efectos tóxicos para la salud. Demostraron que el esteviósido, compuesto por carbono, hidrógeno y oxígeno, es el edulcorante más dulce que existe en la naturaleza.

En la década de 1970, investigadores japoneses de la Universidad de Hiroshima y Hokkaido descubrieron más propiedades de las hojas de la stevia, como los edulcorantes rebaudiósidos A, B, C, D y E. El primero (tipo A) es el que tiene un sabor más intenso, unas 400 veces más dulce que el azúcar.

Las propiedades del esteviósido son sumamente positivas para el organismo y para la elaboración de alimentos.

Propiedades del esteviósido

Poder endulzante extraordinario: es su característica más importante, ya que resulta incluso 300 veces más dulce que la sacarosa, es decir, 300 g de sacarosa equivalen a 1 g de esteviósido.

No aporta calorías: el organismo no lo metaboliza, por tanto, no engorda.

Alta solubilidad en agua y en soluciones hidroalcohólicas.

Fermentabilidad: no es fermentable, ni vulnerable a ataques de las bacterias orales.

Tolerancia al calor: su fuerte estructura no resulta modificada cuando se expone a altas temperaturas, por tanto, su poder edulcorante no disminuye. Por este motivo es ideal para alimentos calientes u horneados. Se funde a 238 °C.

Color persistente: aun en las condiciones más exigentes en el procesado de alimentos, su color no se altera ni se oscurece.

Resistente al pH: el esteviósido se mantiene estable en un amplio rango de pH (de 3 a 9), aunque se encuentre a

100 °C. Cuando el pH supera el grado 9, la sensación de dulzor se pierde rápidamente.

El esteviósido puede obtenerse a partir de dos procedimientos distintos:

- Por difusión: después de hervir las hojas de stevia se obtiene un líquido oscuro y denso. Con este líquido se puede potenciar el sabor de los alimentos.
- Por maceración: conseguimos el líquido a través del macerado de las hojas en agua destilada.

El sabor del esteviósido es semejante a la sacarosa, pero su duración y persistencia es ligeramente inferior a la sacarosa, y muy superior respecto a los demás edulcorantes.

El esteviósido tiene, además, un sabor secundario parecido al regaliz o al mentol, que se presenta en altas concentraciones, y que es muy evidente en el extracto natural. Se puede reducir mezclándolo con sacarosa y glucosa, o con fructosa, sorbitol y malitol.

Cómo y cuándo consumir stevia

La stevia se puede consumir fresca, en forma de infusión, o incluso mezclada con otras infusiones.

Si deseas consumirla fresca, sólo debes tomar 4 hojas tiernas a la hora del desayuno y 4 más a la hora de la cena. O puedes mezclar hojas de stevia en tu ensalada o añadirla a los platos de pasta.

En el caso de preferir la infusión, también debes tomar una infusión por la mañana y otra por la noche. Para preparar la infusión de stevia, debes añadir una cucharadita de hoja seca de stevia triturada por taza, es decir, una cucharadita es suficiente para cada infusión. También se pueden mezclar distintas infusiones con hoja seca de stevia.

Puedes preparar infusión de stevia para un par de días; para ello, debes llevar a ebullición un litro de agua y añadir 4 cucharaditas de hojas secas de stevia trituradas. Deja reposar la infusión media hora antes de tomártela para aprovechar al máximo todos los beneficios de la stevia.

Si deseas usar la stevia como edulcorante, lo mejor es hacer un aliño. ¿Cómo? Se hace una infusión de tres o cuatro litros de agua con bastantes hojas secas de stevia y se deja reposar media hora. Luego se cuela y se deja a fuego lento hasta que casi no quede nada de agua. El resultado será un líquido muy dulce que se puede emplear como edulcorante en los platos que se desee.

La stevia ayuda en caso de digestiones pesadas y puede prevenir resfriados y gripes.

Si deseas dejar de fumar, la stevia reducirá la ansiedad que genera dejar el tabaco. Y si deseas perder peso, la stevia inhibirá tus deseos de comer cosas dulces y la ansiedad del deseo de comer.

La stevia, al ser un edulcorante natural, se puede emplear en la elaboración casera de bebidas, dulces, mermeladas, chicles, repostería, confituras o yogures.

Cómo plantar tu propia stevia

Si quieres disfrutar de las maravillosas propiedades de la stevia en cualquier ocasión, puedes cultivarla en casa. Es muy fácil, sólo necesitas una maceta, tierra de calidad, mucho sol y agua en abundancia, ya que es una planta tropical. La stevia es un arbusto sólido y muy fácil de cultivar.

Al ser una planta tropical, en primavera y verano puede reproducirse por esquejes. Con este método, la stevia puede reproducirse muy bien (de 200 a 500 nuevas plantas). No obstante, siempre hay que evitar los brotes con flor, ya que no llegarían a enraizar. En otoño e invierno, la stevia reduce su ciclo, hecho que hace que su crecimiento se detenga.

Cómo plantar una stevia paso a paso

Llena una maceta con turba abonada y riégala hasta que esté empapada. Puedes adquirirla en cualquier establecimiento especializado en plantas.

Hay que tener en cuenta que el abono mineral o químico, si no se administra bien y se añade en exceso, puede dañar la planta. Por eso es recomendable utilizar siempre abono orgánico.

Debes considerar que es muy importante que no transcurra demasiado tiempo desde que se corta el brote, hasta que se planta en otra maceta. Lo ideal es cortar y a continuación plantar. En caso de no poder plantar el brote inmediatamente, hay que colocarlo en un recipiente con agua.

Para plantar por esqueje, debes cortar, de un tallo de stevia de unos 20 cm, los últimos 10 cm. Retira un par de hojas de la parte inferior para que resulte más fácil introducirlo en la turba.

Es importante no elegir un brote que acabe en flor, ya que, de lo contrario, no crecerá bien.

Una vez plantado el brote en la maceta, colócala en un lugar con sombra en el que no dé nunca el sol, ya que el sol directo impediría el correcto enraizamiento del brote. Sin embargo, ten en cuenta que esto no quiere decir que deba estar completamente a oscuras.

Para evitar la deshidratación, la maceta debe estar al resguardo del viento.

Riégalo 3 veces al día: mañana, tarde y noche.

Una vez nazca alguna hoja nueva en tu brote de stevia trasplantado (30 días después más o menos), ya podrás colocar la maceta en un lugar con más sol.

A partir de ahora sólo hay que regar una vez al día (por la mañana).

En verano hay que regarla todos los días. En cambio, en otoño y en primavera hay que evitar la humedad en la tierra y regar sólo cuando la planta lo necesite.

En invierno, la stevia ralentiza su metabolismo y, por tanto, apenas necesita riego, para evitar que se pudran las raíces.

Para conseguir el máximo beneficio de tu planta, a los 2 meses de haber plantado el brote, es recomendable trasplantar una segunda vez en una maceta más grande, en el jardín o en su lugar definitivo.

Cuando la planta de stevia se llene de flores indica que su crecimiento se ha estancado, momento en el que tendrás que podarla (a finales de otoño aproximadamente). Recórtala hasta que mida 10 cm de altura y deja secar las hojas que quedan.

Para hacer infusiones es mejor la hoja seca de stevia, y para secarla en casa sólo tienes que seguir estos dos sencillos pasos. Primero, coloca las hojas de stevia que desees secar encima de un papel de periódico, pon otro papel de periódico por encima y poco a poco se irán secando solas. Es importante hacerlo en el interior de la casa, ya que el sol directo puede provocar la pérdida de propiedades de la hoja.

La stevia es una planta muy fuerte y resiste bien los ataques de los hongos y de los insectos. Para evitarlos no hay que abusar del riego, ni de los abonos químicos nitrogenados. Para combatir los insectos es necesario usar métodos ecológicos para asegurar y preservar las propiedades medicinales de la stevia, como, por ejemplo, *Bacillus thuringiensis* (un insecticida ecológico) para erradicar los ataques de las orugas. Para luchar contra los pulgones y las moscas, puedes iniciar un tratamiento con extractos de ajo, aceites de Nem y otros productos recomendados por la agricultura ecológica.

Si sigues estos sencillos consejos, conseguirás una planta de stevia que te proporcionará infinidad de beneficios, tanto en su forma natural, como seca.

El azúcar, veneno dulce

La historia del azúcar siempre ha estado relacionada con la controversia. El tráfico de esclavos y la producción de azúcar iban de la mano, en sus orígenes, en el siglo XVI, cuando el azúcar era un alimento exótico sólo apto para los poderosos. Y aunque se trataba de un negocio que justamente acababa de empezar, ya generaba infinidad de beneficios. Sin embargo, también tenía detractores. En este sentido, el filósofo y alquimista francés Claude-Adrien Helvétius describió, en el siglo XVIII, la cruda realidad sobre el azúcar: «No llega un tonel de azúcar a Europa en el que no lleve también sangre. Ante la miseria de estos esclavos, toda persona con sentimientos debería rehusar estas mercancías y renunciar al placer que proporciona algo que sólo se puede comprar con las lágrimas y la muerte de innumerables criaturas desgraciadas».[2] Pese a todo, el negocio del azúcar se fue extendiendo de forma imparable, sobre todo en Inglaterra, quien contro-

---

2. William, D., Sugar Blues. Azúcar: Peligro de muerte,. A.T.E, 1977 (página 46)

ló el negocio del azúcar y de los esclavos, hasta conseguir casi el monopolio mundial, y aunque los dueños de las plantaciones, los comerciantes y la realeza se llenaran los bolsillos, eso no impidió que surgiera la primera Sociedad Anti-Sacarina en 1792 y que empezara a despuntar una conciencia social contraria al uso de esclavos. Por este motivo, durante el siglo XVIII, la competencia del azúcar británico empleaba el siguiente eslogan: «El azúcar de las Indias Orientales no está elaborado por esclavos». [3]

Durante las guerras napoleónicas, Gran Bretaña detuvo el suministro de azúcar a Francia, lo cual disparó los precios. Napoleón, que no estaba dispuesto a renunciar al veneno dulce, instó a los científicos franceses a que investigaran un nuevo tipo de azúcar, el que provenía de la remolacha de la baja Babilonia. Francia se llenó de plantaciones de remolacha azucarera y, en 1807, fue el primer país que abolió legalmente la trata de esclavos. A éste le siguieron otros países «adelantados», a excepción de Estados Unidos. Por este motivo, en pocos años, Estados Unidos se convirtió en el principal país productor de azúcar y en el principal consumidor a nivel mundial.

La modernización en el proceso de elaboración del azúcar gracias a la máquina de vapor y a la caldera supuso la democratización del azúcar y que éste llegara a todo el mundo, y con él nuevas enfermedades de las que nadie se percataba, ya que el azúcar es una sustancia muy adictiva que tarda más que otras drogas en hacer mella en el cuerpo humano, algo que entonces no se sabía, pero hoy en día sí. De ahí que sea tan importante no adquirir el hábito

---

3. *Ibid.*, página 44

adictivo del azúcar, que siempre empieza en la infancia. Tras años de abuso del azúcar, el sistema endocrino resulta alterado completamente debido al «efecto estímulo efímero» que produce. Provoca estrés y cambios de humor, así como una conducta adictiva que busca de nuevo el «subidón» del azúcar. Con el tiempo, el sistema endocrino no consigue funcionar con eficacia y la sensación de pesadez y cansancio es constante.

La moda del azúcar no consiguió engañar a la sabiduría de algunos curanderos y curanderas, quienes veían en él un alimento dañino que había que evitar a toda costa. El motivo que alegaban era que el azúcar no era un alimento integral, no estaba bendito por la naturaleza y, por tanto, no era sagrado; además, su fin no era proteger la salud del hombre, sino que constituía una fuente de riqueza para unos pocos, culpable de muertes, problemas y guerras. Según William Dufty, estos argumentos fueron suficientes para que el colectivo de curanderos fuera perseguido por el estado y por la Iglesia, máximos beneficiarios de la industria del azúcar. Empezaba la llamada «caza de brujas» de la Edad Media. Todo aquel que practicara curas naturales y que estuviera en contra del azúcar por ser un claro enemigo de la salud era tachado de brujo y quemado en la hoguera. Para que no pareciera una carnicería sin sentido, los sacerdotes católicos y protestantes argumentaron que «si una mujer se atreve a curar sin haber estudiado, es una bruja y debe morir».[4] Estaba claro que empezaba el reinado del terror, puesto que todo aquel que no estuviera de acuerdo con la Iglesia

---

4. *Ibid.*, página 68

era tachado de hereje y también quemado en la hoguera. La Iglesia no se preocupaba de la alimentación –del pueblo– y menos de los efectos negativos del azúcar, empresa que había bendecido por ser un negocio muy lucrativo. Tacharon a las curanderas, preocupadas por la alimentación y la buena salud de los demás, de «esas personas que tratan de inducir a otras a ejecutar maravillas demoníacas […] sobrepasando a todos los seres en maldad».[5]

La época de las tinieblas cesó y dio paso a la Ilustración, donde se dejó de considerar a la gente embrujada. La salud había pasado de manos de los sacerdotes a los médicos, pero éstos seguían sin ver la luz, ya que cuando no podían explicar los síntomas de algo, se diagnosticaba al paciente como demente y se le encerraba. Los efectos negativos del azúcar, como pueden ser la pereza, la fatiga crónica, el descontento general, la adicción o los cambios de humor drásticos eran causas suficientes para recluir a alguien en un hospital mental y tirar la llave. Pero hoy sabemos que toda aquella gente no estaba loca, sino que sus cambios emocionales eran un claro síntoma del estrés del cuerpo, fruto de la dependencia del azúcar, que seguía incorporándose en mayor medida en la dieta diaria de todo el mundo, e incluso en las medicinas. La persecución de los curanderos de la época anterior no frenó el malestar de una sociedad adicta al azúcar. Nadie podía explicárselo hasta que médicos y científicos consiguieron una nueva palabra capaz de reducir todos los males en un solo síntoma: la *manustupration*, procedente del latín, «violar con la mano». De esta forma tan simple conse-

---

5. *Ibid.*, página 69

guían explicar la locura y satisfacer la falta de respuestas de la ciencia durante tres siglos completos, y, al mismo tiempo, llenarse los bolsillos gracias a las consultas médicas. Más tarde llegó otra práctica aberrante en la historia de la psiquiatría, la lobotomía o incisión dentro del cerebro. En este contexto, el doctor Ignaz Phillipp Semmelweis, un médico pionero en obstetricia, desafió a toda la comunidad médica al afirmar que la causa de la fiebre de los niños podía ser culpa de los propios médicos al no tomar la precaución de lavarse las manos antes de ir de la sala de autopsias a la consulta. Fue duramente criticado y sus teorías ignoradas. Más tarde lo encerraron en un asilo para enfermos mentales, donde falleció.

Así pues, si los médicos del siglo XIX no podían aceptar que su falta de higiene causara infecciones y enfermedades a los pacientes, era difícil que llegaran a relacionar el aumento del consumo de azúcar con nuevas patologías. En sus teorías, Freud hablaba de adicciones como el alcohol, el tabaco o la morfina; en ningún momento mencionó ni la cocaína ni el azúcar como sustancias adictivas, ya que significaba reconocer que él mismo estaba enganchado a ellas. A principios del siglo XX, los pacientes anteriormente considerados embrujados, luego dementes y después neuróticos ahora se consideraban esquizofrénicos y llegaron las terapias de choque con electricidad, aunadas a todo tipo de drogas. La medicina ignoraba los efectos del azúcar, algo que la medicina oriental tenía muy claro. «La medicina occidental algún día admitirá lo que se ha sabido en Oriente durante años: el azúcar es sin duda el asesino número uno en la historia de la humanidad. El azúcar es el mayor mal que la civilización moderna ha llevado a los países del Lejano Oriente y África.»[6] Para la medicina oriental, las enfermedades son síntomas de un desequilibrio entre el cuerpo y la mente. El azúcar es un alimento yin y su exceso produce enfermedades yin, como el cáncer y la esquizofrenia. La hiperactividad en los niños y el cansancio crónico en adultos se deben al exceso de azúcar en sus dietas; de ahí la importancia de llevar una dieta libre de azúcares. En 1940, el doctor John Tintera descubrió la importancia del sistema endocrino y de las glándulas adrenales y habló de un solo tipo de alergia relacionada con unas glándulas adrenales enfermas por los efectos del azúcar. Además, para el tratamiento de la esquizofrenia dijo que era necesario ver los niveles de tolerancia del azúcar del paciente antes de cualquier tratamiento. No obstante, aunque estaba en lo cierto, poca gente lo escuchó. Por fin, un médico se dio cuenta de que el azúcar daña el organismo, y que es mejor prevenir que lamentar, por lo que había que libarse del azúcar para siempre.

La evolución y la modernización de la producción de azúcar fueron las causantes de convertirlo en un alimento que no alimenta. El proceso de elaboración tritura los granos integrales hasta convertirlos en polvo refinado sin nutrientes de ningún tipo, excepto calorías. Con el tiempo, este proceso de refinamiento se aplicó al arroz. A cada grano se le retiraban las partes nutritivas para convertirlo en perfectamente refinado y «civilizado». Los granos integrales deben masticarse bien. Un buen ejemplo es el pan integral, pero el «refinamiento de los alimentos» hizo que las máquinas masticaran por el hombre. Así, para ingerir-

---

6. *Ibid.*, páginas 156-159

lo, casi no se tiene que masticar el pan refinado. A diferencia de Occidente, Oriente tardó mucho más en utilizar los molinos para la producción de alimentos, puesto que allí se consideraba que el hombre y la tierra estaban unidos y eran portadores de salud. Los cereales integrales eran sagrados y todo lo que no se utilizaba se devolvía a su origen, a la tierra. En Occidente, eso no era posible porque el resultado del refinamiento producía materia muerta.[7] Una vez que se adulteró el arroz, se introdujo de forma masiva en la dieta de los occidentales y sus paladares refinados, y posteriormente pasó a Oriente, aunque allí el arroz no era un manjar exótico, sino el principal alimento de la gente. La llegada del arroz refinado produjo el deterioro de los organismos y la aparición de nuevas enfermedades, igual que había pasado en Occidente. Esta situación no ha hecho más que empeorar a lo largo de los años, ya que estas sustancias alteran el equilibrio natural del cuerpo, de la sangre y de los órganos vitales. Un buen ejemplo de ello es la inexplicable epidemia de finales del siglo XIX, la pelagra, una enfermedad que producía úlceras cutáneas, diarrea y demencia. Se creía que era infecciosa y mortal. Los médicos estaban tan ocupados buscando desesperadamente una vacuna que ignoraron la sabia observación de los campesinos: «Alimenta bien a un afectado de pelagra y se curará». Efectivamente, la pelagra era una enfermedad causada por una dieta basada en cereales refinados y azúcar, y el doctor Joe Goldberger lo demostró saliendo del laboratorio para tratar directamente a los enfermos. Fue así como demostró que la pelagra no era

---

7. *Ibid.*, página 193

contagiosa. Sus teorías no fueron aplaudidas, ni siquiera escuchadas: su descubrimiento no era lucrativo para la comunidad médica. Por ese motivo, en la década de 1930, se inició la investigación para conseguir una sustancia milagrosa que evitara contraer la pelagra, y así nació la vitamina B1, comercializada a un precio apto para cualquier bolsillo rico (400 dólares el gramo). Lo que los médicos callaron era que esa vitamina se encontraba de forma natural en el arroz moreno o sin refinar.

El azúcar puede considerarse un antinutriente, no sólo porque aporta calorías vacías, sino también porque a la hora de ser digerido arrastra con él las vitaminas y minerales del cuerpo evitando que permanezcan en el organismo. Y es que el azúcar no se digiere en la boca o en el estómago, sino que es transportado directamente al intestino y de allí a la sangre, algo que hace más mal que bien.[8]

El paso del tiempo no ha hecho más que reforzar y demostrar, gracias a científicos y médicos comprometidos con la salud de las personas, que el azúcar que hay actualmente en el mercado no es ni bueno, ni saludable y mucho menos recomendable. La stevia supone, y debería ser, el sustitutivo definitivo para esta invasión del veneno dulce.

¿Es adictivo el azúcar?

El declive del imperio islámico llegó progresivamente cuando sus ejércitos empezaron a mascar y comer piezas de caña de azúcar a todas horas. Esto les despertó una

---

8. *Ibid.*, página 36

glotonería voraz y dejaron de ser los intrépidos guerreros que antes habían sido. Esta observación del botánico alemán Leonhard Rauwolf constituyó el primer indicio escrito en la historia que mostraba el efecto adictivo del azúcar en las personas.[9]

Cuando ingerimos cosas dulces, aumentan nuestros niveles de glucosa y eso nos provoca euforia, energía o sencillamente calma. El efecto es casi inmediato, pero también desaparece con rapidez.

El proceso de digestión convierte los alimentos en glucosa (un azúcar simple que es yin).[10] Cuando nuestro cuerpo procesa el azúcar, aumenta la glucosa en sangre gracias a la insulina segregada por el páncreas, para posteriormente quemarlo o almacenarlo en forma de grasa. Si comemos mucho dulce, el páncreas segrega mucha insulina, más de la necesaria, y cuando esto ocurre, el azúcar se procesa más rápidamente, lo que provoca sensación de cansancio. El cuerpo lo «identifica» como una deficiencia de azúcar y nos pide más, con lo que se crea un círculo de dependencia.

Los estados de ánimo afectan a nuestro organismo y, por tanto, a nuestro peso. Dependiendo de las personas, un estado de ánimo determinado puede conducir a comer compulsivamente o al revés. Así, la mente puede confundir las ansias de azúcar como una auténtica necesidad sin realmente serlo. La adicción al azúcar puede llegar a compararse con la de la nicotina. La industria tabacalera conoce el efecto adictivo del azúcar refinado y por eso no es

---

9. *Ibid.*, página 112

10. *Ibid.*, página 262

de extrañar que se use azúcar en la elaboración de tabaco para darle «mejor sabor».

Los nervios, la ansiedad, la alegría y el mal humor son sentimientos que nos alteran y que pueden conducir a comportamientos compulsivos con la comida. Por eso, muchas personas comen sin parar cuando están nerviosas, sobre todo cosas dulces. La stevia ayuda a evitar caer en esta dinámica de dependencia y adicción al azúcar, sin renunciar al sabor dulce. La stevia no contiene calorías sin nutrientes, que lo único que provocan es aumento de peso. La stevia es un gran sustitutivo del azúcar porque consigue calmar la necesitad de comer dulce sin engordar, simplemente masticando sus hojas, un método fácil y muy sano.

Cuando existe exceso de azúcar

El cuerpo humano dispone de herramientas para conseguir el equilibrio necesario para estar bien. Cuando existe un exceso de azúcar, el cuerpo lo neutraliza con la ayuda de los minerales como el sodio, el potasio, el magnesio y el calcio, que producen ácidos neutros que trabajan para restablecer el equilibrio básico-alcalino de la sangre. Si se consume azúcar diariamente, se produce una acidificación excesiva en el cuerpo y se requieren cada vez más minerales procedentes del organismo para conseguir de nuevo el equilibrio, lo que puede comportar una descalcificación de los huesos y los dientes, problemas gastrointestinales, imperfecciones en la dermis y, posteriormente, malestar general. Durante mucho tiempo se ha creído que los dientes eran elementos inactivos del cuerpo y que la caries era un desarrollo local de la superficie de los dientes, pero en realidad los dientes también sufren por el azúcar, porque altera la actividad interna de éstos y, a la larga, causa caries, deterioro e incluso pérdida de los mismos.[11]

Con el tiempo, el azúcar afecta a todos los órganos del cuerpo. Primero se almacena en el hígado en forma de glucosa y, como su capacidad es limitada, eso provoca su hinchazón. Por ese motivo, cuando la capacidad del hígado está al máximo, la glucosa vuelve a la sangre en forma de ácidos grasos, que son transportados por todo el cuerpo a través de los vasos sanguíneos y, posteriormente, son almacenados en las zonas menos activas del cuerpo, como pueden ser el vientre, los muslos o los pechos. Pero la invasión del azúcar no se detiene ahí, ya que cuando las zonas menos activas están «llenas», los ácidos grasos siguen su invasión por el cuerpo y continúan distribuyéndose en los órganos activos, como el corazón y los riñones, lo que hace que dichos órganos funcionen más lentamente y peor; a la larga, sus tejidos degeneran y acaban convirtiéndose en grasas.

El azúcar no sólo produce caries o dolor abdominal, sino que también hace que el cuerpo entero funcione de forma más torpe y altera de manera negativa la presión sanguínea. Aunque la caña de azúcar y la remolacha azucarera contienen minerales naturales beneficiosos para el organismo, el proceso de refinamiento destruye dichos minerales y esto afecta al sistema nervioso parasimpático

---

11. *Ibid.*, página 241

(sistema que pertenece al sistema nervioso periférico que está compuesto por los nervios y ganglios que parten del encéfalo y de la médula y como no está protegido por huesos está expuesto a las toxinas), que paraliza los órganos con los que trabaja. El azúcar invade el sistema linfático y circulatorio y afecta a la calidad de los glóbulos rojos. El exceso de azúcar empeora la capacidad natural del cuerpo para luchar contra microbios o ataques externos (frío, calor…), es decir, el organismo se torna más débil. También tiende a reducir los jugos gástricos y empeora el peristaltismo (la habilidad natural del estómago para moverse), causando dolores abdominales, digestiones pesadas y problemas de estreñimiento. Además, el azúcar debilita las bacterias beneficiosas de los intestinos y puede llegar a destruirlas.

Cuando ingerimos azúcar, éste no se digiere en la boca, como los cereales, o en el estómago, como la carne, sino que, cuando se toma solo, pasa directamente al intestino delgado; en cambio, si se combina con otros alimentos, queda «retenido» en el estómago durante un tiempo, esperando a ser digerido mientras el estómago está asimilando las proteínas de otros alimentos. Esa espera acaba convirtiendo el azúcar en un fermento ácido.[12] Dicho de otro modo, el azúcar se pudre en el estómago y crea acidez. Para combatir la acidez causada por el azúcar, simplemente hay que cambiar la dieta eliminando el azúcar refinado y modificando los hábitos de alimentación.

---

12. *Ibid.*, página 195

Las instituciones y los edulcorantes

¿Qué es un edulcorante?

El mercado actual de los edulcorantes es muy poderoso debido a dos factores determinantes: el placer que produce el sabor dulce, y la gran expansión de los productos bajos en calorías.

La sustancia que sirve como pilar de referencia a la hora de crear edulcorantes artificiales es la sacarosa, es decir, el azúcar de mesa. El azúcar natural está constituido por sacarosa y se obtiene de la caña de azúcar o de distintas variedades de remolacha. Además de la sacarosa, existen otros edulcorantes naturales como la glucosa, la fructosa, la maltosa, la lactosa y la miel. El azúcar proporciona energía, como cualquier hidrato de carbono, por lo que su ingesta debe adecuarse a cada persona para evitar el aumento desproporcionado de peso. Las cantidades recomendadas varían dependiendo de motivos como la constitución, el peso, el tipo de vida, la predisposición genética, etcétera de cada persona.

Pero, ¿quién determina qué edulcorantes son aptos para el consumo humano? De ello se encarga varias asociaciones, como el Comité de Expertos en Aditivos Alimentarios (JECFA), constituido por dos asociaciones: la FAO (Organización de las Naciones Unidas para la Agricultura y la Alimentación) y la OMS (Organización Mundial de la Salud).

Otra asociación es la estadounidense FDA (Food and Drug Administration), un organismo oficial de control de alimentos y medicamentos, y también el Comité Científico de la Alimentación (SCF) de la Comisión Europea.

Éstos son los organismos internacionales principales que se encargan de valorar y analizar la seguridad de los alimentos, y por consiguiente, de los aditivos alimentarios. Para ello, los someten a varias pruebas y estudios científicos que concluyen cuando se está seguro de que los productos analizados no comportan ningún riesgo para la salud.

En la Unión Europea, los aditivos alimentarios que se autorizan deben llevar una etiqueta donde se especifiquen los siguientes datos:

1. Un número de código en el que se incluye la letra E.
2. Un número de tres o cuatro cifras.
3. Debajo del número del punto 2 se nombran los conservantes, colorantes o potenciadores del sabor.

El problema reside en que el etiquetaje está escrito en un lenguaje que la mayoría de la gente no entiende. Para el consumidor es una verdadera odisea averiguar de qué están elaborados los productos. Los químicos se suman a la confusión, al usar la palabra *azúcar* para describir a muchas sustancias que son similares, pero no idénticas. Porque en realidad la palabra *azúcar* puede significar muchas cosas. Las empresas juegan con la ambigüedad del lenguaje y lo emplean en su beneficio. Por un lado está la glucosa, que es el tipo de azúcar que se encuentra en otros alimentos, como en frutas o vegetales. Muchos de los alimentos que ingerimos se convierten en glucosa cuando los digerimos. Se trata, además, de un elemento clave en el metabolismo de todas las plantas y animales, que está siempre presente en la sangre, de ahí que se la llame *el azúcar de la sangre*. El azúcar refinado elaborado de caña de azúcar o de remolacha azucarera se denomina *sacarosa*. Por ese motivo no hay que confundir la sacarosa con la glucosa o con la lactosa, esta última el azúcar de la leche, o con la fructosa, que es el azúcar específico de las frutas, o con la maltosa, que es el azúcar de la malta. La trampa consiste en llamar «glucosa» a la sacarosa, es decir, hablar del azúcar refinado como si fuera ese elemento esencial en el cuerpo humano (la glucosa).

Esta confusión glucosa-sacarosa ha inducido al consumidor a pensar que en el momento en que cree que tiene «el azúcar en sangre (glucosa) bajo», lo mejor que se puede hacer es tomar un caramelo o un refresco de cola para «subir los niveles de azúcar». Se trata de una falacia inventada por los vendedores de azúcar, porque cuando se toman caramelos o refrescos se está aportando al cuerpo una dosis extra de sacarosa (azúcar refinado), y no de glucosa, que es lo que realmente el cuerpo necesita. La adicción a la sacarosa puede ser la causante de la alteración en los niveles de glucosa en sangre. Si se evita el azúcar, los niveles de glucosa se mantienen en su estado normal.

¿Qué es la IDA?

A la hora de comercializarlos, los edulcorantes deben cumplir con las normas de etiquetaje, que obligan a informar sobre la concentración por porción servida y sobre la Ingesta Diaria Admisible (IDA) recomendada. Esto último indica la cantidad de aditivo alimentario que puede consumir una persona sin que exista riesgo para su salud. Se mide en miligramos por kilo de peso corporal. Este concepto lo creó el Comité Mixto FAO/OMS de Expertos en Aditivos Alimentarios (JECFA), y posteriormente fue aceptado por el Comité Científico para la Alimentación Humana de la Comisión Europea.

La IDA solamente es un barómetro que informa sobre los niveles de ingesta seguros para el organismo. Sin embargo, no ocurre nada si algún día se sobrepasa este límite, aunque la dosis diaria siempre debe ser inferior.

IDA y edulcorantes artificiales

La Ingesta Diaria Admisible (IDA) dependerá del peso de cada individuo (*véanse* como ejemplo las cantidades apropiadas para un adulto de unos 60, 70, 80 y 90 kg).

En el caso de la sacarina, la IDA es de 5 mg por kg. Si se consume en tabletas, el contenido máximo que se puede consumir es de 24 mg por porción. En un adulto de 60 kg, el máximo de sacarina que podrá consumir es de 18 mg; si es una persona de 70 kg, 21 mg; en el caso de pesar 80 kg, la cantidad máxima es de 24 mg y de 27 mg si la persona pesa 90 kg.

La IDA del ciclamato es de 11 mg por kg de peso corporal. Dependiendo si se consume en tabletas o líquido, su consumo recomendado variará. El ciclamato en tabletas puede consumirse como máximo en 50 mg por porción y las cantidades son idénticas a las de la sacarina. En el caso de adultos de 60 kg es de 18 mg; 21 mg para personas de 70 kg; 24 mg para los que pesan 80 kg y para los de 90 kg un máximo de 27 mg de ciclamato.

Por el contrario, si el ciclamato se consume en forma líquida, el contenido máximo se reduce a 13 ml por porción, lo que significa que el máximo de porciones para un adulto de 60 kg es de 75 ml; de 87 ml para un adulto de 70 kg; para uno que pesa 80 kg será de 100 ml y para quien pese 90 kg será un máximo de 112 ml de ciclamato en forma líquida.

El máximo aspartamo en tabletas que se puede consumir es de 23,8 mg por porción, y el número límite de porciones por adulto será de 150, 175, 200 y 225 mg para adultos de 60, 70, 80 y 90 kilos respectivamente.

Si el aspartamo se consume de forma líquida, el contenido máximo que se debe consumir es de 28 ml por porción. Y, por consiguiente, cada adulto de 60, 70, 80 y 90 kg podrá consumir un total de 125, 147, 168 y 189 ml, respectivamente.

La IDA del acesulfamo de potasio es de 15 mg por porción. Dependiendo de si se consume en tabletas o en polvo las cantidades varían. En tabletas, el contenido más alto que se puede consumir es de 10,2 mg por porción. Entonces, un adulto de 60 kg puede consumir como máximo 132 mg; uno de 70 kg, 154 mg; será de 176 mg para quien pese 80 kg y de 198 mg para los que pesan 90 kg. Por otra parte, si el acesulfamo de potasio se consume en polvo, la IDA máxima también es de 15 mg por peso corporal, pero el contenido máximo de consumo es ligeramente más alto que cuando se consume en tabletas (11,2 mg por porción). Y las porciones máximas son de 120, 140, 160 y 180 mg para adultos de 60, 70, 80 y 90 kg, respectivamente.

Los edulcorantes más usados en el mercado

Los edulcorantes más importantes que se comercializan son: sacarina, ciclamato, aspartamo, acesulfamo de potasio y sucralosa.

Hay que señalar que Europa y Estados Unidos tienen formas distintas a la hora de evaluar los edulcorantes artificiales, por tanto, existen diferencias a la hora de legislarlos. En Estados Unidos se permite el uso de la sucralosa, en cambio, está prohibida en la Unión Europea. Sin embargo, el ciclamato se permite en la Unión Europea, pero no en Estados Unidos.

Sacarina

La sacarina se usa como edulcorante artificial desde principios del siglo xx, aunque se descubrió en 1875. Se obtiene a partir de una sustancia que se encuentra en las uvas con un poder edulcorante, comparado al de la sacarosa, que varía de 300 a 500, dependiendo de la concentración.

La Ingesta Diaria Admisible (IDA) de sacarina es de 5 mg por kg. Es un compuesto ácido y poco soluble en agua. Su sabor amargo y metálico era difícil de enmascarar hasta que apareció el ciclamato.

La Food and Drug Aministration (FDA) prohibió la sacarina cuando unos estudios realizados en animales demostraron que causaba la aparición de algunos tipos de tumores. Pero en 1991 se eliminó de la lista de sustancias carcinógenas, ya que ningún estudio con humanos consiguió confirmar la aparición de dichos tumores; se adujo que las dosis de sacarina usadas en aquellos experimentos con animales eran excesivas, comparadas con el consumo humano normal.

Actualmente se comercializa de forma normalizada en todo el mundo en productos como golosinas, bebidas sin alcohol, mermeladas, jaleas y dulces sin azúcar, frutas enlatadas y, por supuesto, como edulcorante bajo en calorías.

Ciclamato

El ciclamato se descubrió en la década de 1930, aunque se usa como edulcorante desde 1950.

En comparación con la sacarosa, tiene un poder edulcorante de 30 (en la concentración más habitual) a 50 veces mayor, y es muy soluble en agua.

Su sabor es muy distinto al de la sacarosa porque tiene diferente velocidad de percepción y duración del sabor, además de contener los sabores amargo y agrio. Por eso, para algunas personas, su sabor resulta desagradable, aunque si se mezcla con sacarina, el sabor metálico desaparece y su sabor mejora.

La FAO y la OMS admiten el consumo de ciclamato en 11 mg por kg de peso corporal.

Cuando el ciclamato llega al intestino, la flora bacteriana lo procesa en ciclohexanona, ciclohexanol y ciclohexilamina, lo que quiere decir que este edulcorante sí es metabolizado por el organismo, razón por la cual se le han atribuido problemas toxicológicos.

Por este motivo, en Estados Unidos, Canadá y Reino Unido está prohibido desde la década de 1970, cuando se descubrieron efectos carcinógenos del componente llamado ciclohexilamina, consecuencia de la metabolización del ciclamato.

De igual modo que la sacarina, estos descubrimientos no se han demostrado en seres humanos. En Estados Unidos no se permite su consumo porque no existe un consenso generalizado sobre su seguridad. Sin embargo, se sigue consumiendo con normalidad en: Alemania, Argentina, Bélgica, Brasil, España, Francia, Holanda, Italia, México, Portugal y Sudáfrica.

El ciclamato se usa en productos como mermeladas, gelatinas, productos de panadería, aliños para ensaladas, chicles y caramelos, bebidas, dentífricos, enjugues bucales y como edulcorante de mesa.

Aspartamo

En su origen, el aspartamo era una droga utilizada contra la úlcera, hasta que en 1965 se descubrió su poder edulcorante, y, a partir de la década de 1980, en Estados Unidos, se amplió su uso como aditivo para otros productos.

Es un edulcorante muy polémico, y cada día hay más colectivos que lo rechazan por su posible efecto carcinógeno, demostrado en ratones. En octubre de 1980, la FDA bloqueó la venta de aspartamo hasta que quedase bien clara la relación del producto con los tumores cerebrales causados en ratones de laboratorio. Pero un mes después, los estadounidenses eligieron como presidente a Ronald Reagan, quien incorporó a su equipo nada menos que a Donald Rumsfeld, presidente de la farmoquímica Searle Pharmaceuticals Inc, uno de los principales productores de aspartamo. El bloqueo fue levantado.

El aspartamo está constituido por dos aminoácidos mezclados: la fenilalanina y el ácido aspártico. Ambos se pueden encontrar también en la carne, la leche, la fruta y la verdura.

Su poder edulcorante varía de 160 a 220, y es poco soluble en agua. Su ingesta recomendada es de 40 mg por kg, y otorga solamente 4 kcal por g, ya que se usa en cantidades tan ínfimas que su aportación calórica es mínima.

Cuando el cuerpo metaboliza el aspartamo, éste se descompone en tres: los dos aminoácidos ya citados (fenilalanina y ácido aspártico) y el metanol. El cuerpo puede metabolizar el metanol en pequeñas cantidades, y, en realidad, éste se encuentra en una dieta normal. El problema surge cuando se consume metanol puro en grandes cantidades, ya que llega a ser tóxico para el cuerpo y puede provocar ceguera.

El aspartamo tiene un sabor muy similar al de la sacarosa, por eso es un edulcorante muy utilizado en gran variedad de alimentos.

Este edulcorante se encuentra en productos diversos, como: alimentos sin azúcar o bajos en calorías, bebidas, caramelos, gelatinas, flanes, helados, cereales, zumos de frutas, gaseosa, endulzantes de mesa, bebidas alcohólicas, medicamentos, yogures, multivitamínicos masticables e incluso pasta y alubias en conserva, hasta contar unos catorce mil productos alimenticios en Estados Unidos y centenares en el caso de Europa.

Las personas que sufren fenilcetonuria no deben tomar edulcorantes que contengan aspartamo. La fenilcetonuria es una enfermedad que se transmite de padres a hijos y que consiste en el déficit de una enzima del hígado, que hace que el organismo no pueda metabolizar la tirosina. Esto puede dañar el sistema nervioso central y ocasionar daños cerebrales. Por eso se realiza un examen a todos los recién nacidos, para saber si la padecen y poder tratarla a tiempo.

Por otro lado, hay quien considera que el aspartamo es el edulcorante más adaptado a las necesidades de los alimentos, porque tiene los límites más altos de dosis aptas para la salud. Puede consumirse en líquido, polvo o tabletas y lo usan en Argentina, Bélgica, Brasil, Estados Unidos, Filipinas, Francia y Luxemburgo. Sin embargo, como veremos, este edulcorante es sumamente polémico y tiene sus detractores.

El neotame es un edulcorante artificial con un poder endulzante muy fuerte (entre 8.000 y 13.000 veces más fuerte que el azúcar), llamado también *superaspartamo*.

Es moderadamente estable al calor y no presenta peligro para los que padecen fenilcetonuria, ya que no se metaboliza en fenilalanina.

Acesulfamo de potasio

Se descubrió a finales de la década de 1960, y también se llama *acesulfamo-K*. Su ingesta recomendada es de 15 mg por kilo.

Comparado con el azúcar, es unas 200 veces más dulce. El acesulfamo de potasio resiste bien los tratamientos tecnológicos y de almacenamiento. Además, cuando se consume no se metaboliza en el organismo, y por tanto, no tiende a acumularse.

Cuando se descompone lo hace en forma de dióxido de carbono, sulfato amónico y acetona, y ninguno de estos tres componentes es dañino para el organismo.

A diferencia de otros edulcorantes, no suele mezclarse por su ligero sabor residual en la boca. Se usa en postres, golosinas, bebidas e infusiones. Además, como resiste bien el calor, puede usarse para cocinar.

Sucralosa

Es el más joven de la familia de los edulcorantes, ya que se descubrió en 1979, pero no fue aprobado por la Food and Drug Administration (FDA) hasta 1999.

Es un derivado del azúcar que se consigue modificando la estructura molecular del mismo. Su poder endulzante es 600 veces superior y no deja sabor amargo en la boca. Resiste bien las altas temperaturas, por lo que suele usarse en repostería. La dosis diaria límite es de 15 mg por kg de peso corporal.

El organismo no reconoce la sucralosa como carbohidrato, por eso se utiliza para la elaboración de alimentos específicamente para diabéticos y para perder peso, ya que no afecta a la secreción normal de insulina. La sucralosa es absorbida por el cuerpo en pequeñas cantidades y es eliminada rápidamente por el mismo, motivo por el cual no causa efectos gastrointestinales secundarios.

La crisis de los edulcorantes

¿Los edulcorantes engordan?

Muchos de los edulcorantes se han empezado a poner en tela de juicio por incumplir uno de los requisitos más básicos: no engordar. ¿Cómo es posible?

A la hora de comer algo dulce, el cuerpo anticipa las calorías, puesto que tiene un mecanismo autorregulador que mide la cantidad de energía que aporta el alimento que ingerimos.

Cuando el nivel de energía es suficiente, el cuerpo envía unas señales al cerebro a través de la boca, el estómago, el hígado y los intestinos diciéndole que las necesidades energéticas están saciadas; después, el sistema nervioso segrega unas hormonas que provocan la sensación de estar lleno. Entonces dejamos de comer. Estos mecanismos naturales del cuerpo son fundamentales para nuestro bienestar, ya que sin ellos la sensación de hambre sería constante. Por eso, cuando se come en menor medida, al no saciar las necesidades del organismo, se consume mucho más alimento en la siguiente comida, ya que es la forma natural que tiene el cuerpo de equilibrarse cuando la ingesta de comida (energía) es menor de la que necesita.

Asimismo, en el caso contrario, el cuerpo funciona de la misma manera: si la comida ingerida tiene un contenido calórico mayor del que el organismo necesita, en la próxima comida se tenderá a comer menos. De esta forma se mantiene el equilibrio natural del cuerpo.

El problema surge cuando se altera la relación del sabor (dulce) y los alimentos con muchas calorías. Entonces, el cuerpo se confunde y, por tanto, regula lo consumido de forma incorrecta.

El aumento de oferta de alimentos edulcorados artificialmente está alterando la capacidad de percepción natural a la que recurre el cuerpo para contar calorías. Por tanto, si se abusa de comida con edulcorantes artificiales, podemos llegar a alterar la capacidad del cuerpo para regular la cantidad de comida que consume, y con ello, el propio peso. Porque el cuerpo se ve incapaz de digerir y absorber de forma adecuada alimentos bajos en energía, los llamados productos *light* (que se supone que no deben engordar), de manera que los convierte en grasa y residuos que provocan problemas digestivos y del sistema linfático.

¿Los edulcorantes artificiales aumentan el apetito?

Hay quien afirma que los edulcorantes artificiales son potenciadores del apetito y, cuanto más se consumen, más hambre se tiene. Por eso, a veces es más recomendable consumir azúcar en su forma natural que edulcorantes artificiales, siempre sin abusar.

El cuerpo responde de la misma forma al consumir azúcar que edulcorantes artificiales: segregando insulina. La diferencia es que con los segundos «engañan» al cuerpo, ya que éste espera recibir su dosis de azúcar en sangre, pero en su lugar, los edulcorantes proporcionan una combinación de compuestos proteínicos.

La insulina segregada por el páncreas, al no encontrar el azúcar esperado, «engañada» por el falso sabor dulce de los edulcorantes, lo que hace es sustraer (en su lugar) una parte del azúcar que ya se encuentra en la sangre, provocando un desnivel y un descenso en el nivel de azúcar en sangre (hipoglucemia). La hipoglucemia produce un claro mensaje al cuerpo, el de «necesidad de comer», para equilibrar correctamente ese desnivel, pero como los edulcorantes no incrementan el nivel de azúcar en sangre, entonces el cuerpo «pide» alimentos azucarados.

Se trata de un círculo vicioso que se repite incansablemente. Los edulcorantes artificiales han incrementado de forma artificial e innecesaria la necesidad de azúcar en el organismo, algo que no sucede con el azúcar normal. Además de aumentar las ganas de comer alimentos dulces, surge otro problema, y, en este sentido, si dicha necesidad se satisface con más edulcorantes artificiales (calorías cero o inexistentes), el apetito feroz se desborda y eso implica comer en exceso tanto productos endulzados artificialmente como productos que contienen azúcar normal, algo que saben sobradamente los fabricantes y que explotan para conseguir más y más beneficios.

Este proceso empeora si el consumo de edulcorantes artificiales es continuo, ya que a la larga, el cuerpo reacciona de forma negativa al constante estímulo dulce de los edulcorantes artificiales.

Como respuesta a este estímulo, el cerebro está alerta y con la necesidad constante de comer algo dulce, puesto que los edulcorantes estimulan de forma muy rápida las papilas gustativas, que envían al cerebro el mensaje de que llega azúcar al organismo. El hígado empieza a almacenar los aportes de azúcar en vez de liberarlos y el páncreas reduce la secreción de insulina porque se da cuenta que el mensaje de azúcar es falso. Todo esto trae consigo consecuencias como una inexplicable fatiga crónica y, a la larga, depresión y aumento de peso.

Edulcorantes artificiales y enfermedades

10

La crisis de los edulcorantes se debe también a que se los ha relacionado directa o indirectamente con diversas enfermedades. El problema de acusar a los edulcorantes de estimular o causar enfermedades implica que no existe una idea generalizada sobre su supuesta problemática, ya que las opiniones a favor o en contra varían dependiendo de quién hable. Lo que sí está claro es que, por culpa de los edulcorantes artificiales, la capacidad del cuerpo humano para apreciar el sabor dulce de los alimentos naturales está disminuyendo, de igual modo que el azúcar refinado está matando el sentido del gusto.

Existen estudios científicos que asocian algunos problemas de salud con el consumo de sacarina, ciclamato o aspartamo. Se ha relacionado a estos edulcorantes con diferentes tipos de cáncer (de vejiga, de pulmón, de hígado).

También se ha vinculado la hepatomegalia (aumento del tamaño del hígado debido a su mal funcionamiento) al consumo de sucralosa en animales. Aunque los problemas hepáticos como la cirrosis, hígado graso, obstrucción del conducto biliar, hepatitis, cáncer, insuficiencia cardíaca congestiva, trombosis de la vena hepática o enfermedades genéticas también pueden causar hepatomegalia.

La sucralosa también ha sido acusada de provocar hidronefrosis, una enfermedad del riñón que se presenta cuando un riñón está inflamado debido a la acumulación de orina (si el problema afecta a ambos riñones se llama hidronefrosis bilateral). Aunque no existen estudios que demuestren de manera contundente dicha teoría.

El aspartamo es uno de los edulcorantes más utilizados. Uno de sus componentes es el metanol, que en dosis elevadas es venenoso. Por eso se ha acusado a este edulcorante de muchas cosas, sobre todo por internet, como que provoca ataques epilépticos, esclerosis múltiple, dolor de cabeza, fatiga e incluso Alzheimer.

Aunque se considera que las cantidades de metanol que contiene el aspartamo son inocuas para el cuerpo, cada persona es un mundo y tiene una sensibilidad particular. Existe un pequeño grupo de personas, como ya se ha comentado anteriormente, que no pueden tomar aspartamo. Se trata de aquellas personas que sufren la enfermedad hereditaria fenilcetonuria.

Muchas veces, los resultados no son cien por cien concluyentes, y los intereses económicos priman sobre la salud. Por ese motivo, cada país tiene una legislación distinta sobre los edulcorantes. No existe un consenso globalizado, motivo por el cual se disparan también muchos rumores y alarmas difíciles de demostrar tanto por el lado positivo, como por el lado negativo.

En definitiva, la alarma social se ha disparado porque se teme que los edulcorantes no sean totalmente seguros. Por todo ello es recomendable consumir stevia que, al ser un edulcorante natural, no tiene efectos secundarios de ningún tipo.

El edulcorante perfecto

¿Cómo debería ser el edulcorante ideal?

Desde los inicios de la civilización, el hombre ha buscado el edulcorante ideal. Sin embargo, su concepción de ideal ha ido cambiando con el paso de los años. Actualmente se tiene en cuenta lo siguiente:

- Debería tener el sabor dulce de la sacarosa sin elementos secundarios perjudiciales para la salud.
- No debería aportar calorías extras al cuerpo, es decir, el organismo no tendría que metabolizarlo y, por tanto, no debe engordar.
- Sus propiedades físicas deberían ser parecidas a la sacarosa (resistencia a altas temperaturas, nivel estándar de pH, soluble en agua, etcétera).
- No debería transformar o alterar el sabor de otros alimentos.
- El paso del tiempo no tendría que modificar sus características.

- No ser carcinógeno (que provoca o aumenta las posibilidades de padecer cáncer, ya sea por ingesta, inhalación o a través de la piel).
- Y, por supuesto, no ser tóxico, ni producir ninguna reacción negativa por descomposición o reacción.

Ninguno de los edulcorantes artificiales del mercado cumple al cien por cien estas condiciones, motivo por el cual los hay que se usan tan sólo para algunas aplicaciones concretas. También se recurre a mezclar diferentes edulcorantes, o a utilizarlos como aditivos. Por eso, no es de extrañar que el consumo de edulcorantes artificiales sea una lotería, es decir, cada país tiene sus reglamentos y aquel que en un país está prohibido puede estar permitido en otro. Es obvio que los gobiernos apoyan sus decisiones más en intereses económicos que en la salud del consumidor.

Diabetes y stevia

En la antigüedad no existían prácticamente casos de diabetes; sin embargo, a raíz de la invasión del azúcar en la dieta de la gente, empezó a aparecer esta epidemia. Si bien algunos síntomas se encuentran descritos en papiros egipcios o la medicina tradicional china trataba la «orina dulce», hasta el año 1690, Thomas Willis no acuñó el término de *Diabetes mellitus*.

En aquella época, el azúcar estaba presente en las ciudades y ausente en los pueblos pequeños. En 1911, la Enciclopedia Británica publicó la definición de esta enfermedad: «Diabetes mellitus es una de las enfermedades debidas a un metabolismo alterado. Es marcadamente hereditaria, mucho más frecuente en las poblaciones y especialmente en la vida de la ciudad moderna que en comunidades rústicas más primitivas. El excesivo consumo de azúcar como alimento se considera a menudo una de las causas de la enfermedad, y la obesidad se considera favorecedora de su aparición, pero muchos creen que la obesidad, recurrente en los diabéticos, es debida a la diabetes misma, siendo ésta la causa del exceso de peso.

La diabetes es una enfermedad que afecta a todas las edades, siendo más habitual en hombres de más de 50 años. Es una enfermedad grave y crónica sin curación, pero se puede tratar a través de fármacos o de la dieta, o ambos».[13]

El descubrimiento de la insulina a principios del siglo XX constituyó el milagro de la medicina moderna, que supuso un importantísimo negocio para las farmacéuticas, gracias a los millones de diabéticos completamente dependientes de esa nueva sustancia, negocio que sigue proporcionando muchísimo dinero hoy en día. Pero la droga milagrosa tenía un lado negativo: el choque de insulina o sobredosis. El doctor Seale Harris observó que gente que no era diabética ni tomaba insulina sufría del mismo modo los síntomas del choque de insulina. Llegó a la conclusión de que esas personas tenían una baja glucosa en sangre, a diferencia de los diabéticos, que tienen demasiada glucosa en sangre, y lo llamó *hiperinsulinismo* (excesiva insulina). El doctor Harris dictó que la cura para este defecto de glucosa era simplemente la eliminación total del azúcar refinado, dulces, café y refrescos. Por tanto, la curación del paciente dependía de él mismo y no de una droga milagrosa. Su descubrimiento fue criticado e ignorado, ya que molestó a las farmacéuticas al no poder hacer negocio con él, tal y como hicieron con la insulina.

---

13. *Ibid.*, página 105

Conocer la diabetes

La diabetes se denomina *la enfermedad silenciosa*, ya que la mitad de la población que la padece no lo sabe. Obesidad y diabetes están relacionadas en la mayoría de los casos, por eso se las considera las epidemias del siglo XXI.

La insulina es la hormona que ayuda al cuerpo a transformar en energía el azúcar obtenido a partir de los alimentos. La carencia parcial o total de esta hormona provoca la diabetes. Si es escasa (o funciona incorrectamente), los azúcares se acumulan en la sangre, produciendo la hiperglucemia (niveles demasiado altos de azúcar en sangre). Esto puede dañar las arterias, el cerebro y otros órganos; por eso es tan importante mantener controlada la enfermedad.

La diabetes es una enfermedad crónica que se divide en dos grandes tipos, la de tipo 1 y la de tipo 2.

En las personas que sufren diabetes tipo 1, el páncreas no produce insulina y por eso son necesarias las dosis externas de insulina. Este tipo de diabetes es la más grave, porque la insulina inyectada es necesaria siempre.

Síntomas más comunes de la diabetes tipo 1:

- Hiperglucemia: es decir, cantidad excesiva de azúcar en sangre. El riñón no elimina el exceso de glucosa a través de la orina, por tanto, quien la sufre orina continuamente.
- Al perder tanta agua, el organismo se deshidrata.
- La deshidratación produce mucha sed.
- Aumenta el apetito desmesuradamente debido a que la fuente de energía (los azúcares) está mal aprovechada y eso deriva en un aumento de peso.

Para solucionar todos los síntomas es necesario un tratamiento médico y dietético.

La diabetes de tipo 2 es la que padece el 80 % de los diabéticos. La obesidad o el sobrepeso es uno de los factores que la causan. La mala alimentación (dietas muy energéticas y ricas en azúcares) y la falta de ejercicio pueden influir, aunque también tiene una causa genética, ya que la diabetes de tipo 2 es hereditaria.

En los casos de diabetes de tipo 2, el cuerpo produce insulina, pero no la administra correctamente, por eso, en este caso, se toma medicación oral o insulina inyectada para ayudar al organismo a usar la glucosa para el consumo de energía.

Los síntomas tan claros en la diabetes tipo 1 no aparecen en la de tipo 2, por eso la diabetes se describe como una enfermedad silenciosa, ya que no causa dolor y, por tanto, más de la mitad de las personas que la sufren no están diagnosticadas.

La diabetes es una enfermedad que se puede prevenir, evitando el sobrepeso y la obesidad, comiendo adecuadamente, practicando algo de ejercicio y realizando análisis de sangre periódicos para controlar que la glucosa está por debajo o cerca de 120 mg por cada 100 ml de sangre.

Vivir bien con diabetes

Aunque los síntomas no sean iguales y tampoco las causas (la de tipo 1 no produce insulina, la de tipo 2 lo hace, pero de manera insuficiente), la solución es la misma para ambas.

Una alimentación equilibrada y libre de dulces, bollería o bebidas alcohólicas es clave para controlar esta enfermedad, ya que ayuda a la regulación de los niveles de azúcar en sangre y previene las complicaciones a corto (hiperglucemias e hipoglucemias) y largo plazo.

Por eso, la stevia es ideal para los diabéticos, ya que es un edulcorante natural que no engorda ni provoca los efectos negativos del azúcar en los diabéticos, y aporta el máximo sabor dulce sin complicaciones.

El ejercicio físico también ayuda a controlar la diabetes, porque aumenta el colesterol bueno en sangre y mejora la circulación periférica.

Stevia y diabetes

La stevia es la planta ideal para los diabéticos. ¿Por qué? Porque es un edulcorante natural que no aumenta los niveles de azúcar en sangre y que, además, los regula, mejorando de forma notable la calidad de vida de las personas que sufren esta enfermedad.

Su consumo es tan sencillo como masticar hojas de stevia directamente o tomarla en infusión. La dosis recomendada para notar sus efectos beneficiosos es de 4 hojas tiernas consumidas directamente antes de desayunar, y 4 hojas tiernas por la noche antes de cenar. Si se toma en infusión, la dosis es una cucharadita de hojas secas por taza y se toma una por la mañana y otra por la noche.

Tomar stevia a diario es tan positivo que puede permitir reducir las dosis de los medicamentos en los pacientes diabéticos, algo que previamente conviene consultar con el médico.

La stevia también regula la presión arterial y es un potente diurético; además, facilita la absorción de grasas, evitando su acumulación y, por tanto, ayuda a que no aumentemos de peso.

Científicos de la Universidad de Aarhus, en Dinamarca, han descubierto propiedades muy positivas en los componentes de la stevia, que ayudará al tratamiento de la diabetes tipo 2, ya que el principio activo de la planta induce a las células beta del páncreas a producir insulina por ellas mismas.

Pese a que la stevia es una gran esperanza para mejorar la vida de millones de diabéticos en el mundo, las empresas farmacéuticas no desean que esta planta se extienda. El motivo es que los diabéticos son clientes dependientes de muchos medicamentos y, por tanto, proporcionan millones de beneficios a las farmacéuticas. De ahí que las farmacéuticas no deseen que se estudie la stevia, ni que se comercialice, aunque esto suponga un beneficio evidente para la salud mundial.

Por esta razón, el autocultivo es una gran solución para quien desee consumir stevia.

La obesidad

13

¿Qué es la obesidad?

La obesidad es un exceso de grasa corporal total o localizada en algún lugar del cuerpo (abdomen, caderas, piernas, brazos, etcétera), comparado con la media considerada saludable de acuerdo con nuestra altura y edad.

Un individuo está obeso cuando su peso es un 20 % superior, o más, a su peso ideal. Para conocer el peso ideal, la medida más común es el índice de masa corporal (IMC), que es una fórmula de asociación entre la altura y el peso de una persona. Consiste en dividir el peso en kilogramos por el resultado de la altura al cuadrado, y esto se expresa en kg/m².

$$IMC = \frac{peso \underline{} (kg)}{estatura \underline{} (m^2)} = \underline{} Kg/m^2$$

$$\text{Ejemplo: } \frac{54}{1{,}60 \times 1{,}60} = 21 \text{ Kg/m}^2$$

Para evaluar los resultados, existe una tabla explicativa de los mismos.

Si el resultado es menor a 20 kg/m² significa que existe falta de peso. Si el resultado es muy inferior a 20, en estos casos se presentan problemas pulmonares y una clara desnutrición. Este índice aparece en los casos de bulimia y anorexia nerviosas.

- El peso ideal se debe situar en torno a 20-25 kg/m².
- Entre 25 y 30 son los casos con sobrepeso o exceso de peso.
- Entre 30 y 35, el peso ya es excesivo y se habla de obesidad.

La obesidad mórbida se produce en casos extremos, cuando el peso es el 50 o 100 % superior al peso recomendado o saludable. Es cuando el índice de masa corporal se sitúa en torno a 40 o superior. En estos casos, la obesidad es un impedimento para el funcionamiento correcto del organismo y peligra gravemente la salud del individuo.

Causas de la obesidad

La primera causa de obesidad en el mundo industrializado es la ingesta excesiva de alimentos procesados y la falta de ejercicio. Es decir, se produce un consumo desmesurado de calorías que se hallan en la comida basura o la bollería industrial, por nombrar un par de ejemplos.

El problema radica en que, además de consumir productos que no son beneficiosos para el organismo, porque lo saturan de grasas y toxinas, la falta de ejercicio lo agrava, puesto que no se quema nada o casi nada de lo que entra en el cuerpo y, por tanto se almacena, causando obesidad. Esto explica el aumento imparable de la obesidad en los países industrializados. La paradoja está en que muchas personas obesas se encuentran desnutridas, porque su cuerpo no dispone de los nutrientes que necesita, ya que sólo consumen productos que no aportan nada, excepto grasas saturadas y calorías vacías.

Aunque no todo depende de lo que se ingiere, la obesidad también puede ser el resultado de un desajuste metabólico que provoca una digestión inadecuada. Hay personas que a la hora de hacer la digestión durante los procesos de absorción y eliminación de alimentos no responden de forma sana, y al producirse estos desarreglos, se desarrolla la obesidad como resultado a un exceso de acumulaciones.

La edad también influye en el peso. A medida que envejecemos, la capacidad del organismo para metabolizar los alimentos disminuye, se ralentiza, por lo que un cuerpo mayor no necesita tantas calorías para mantener la energía, porque ésta se usa de forma más lenta. Por este motivo, cuando una persona va haciéndose mayor debe cambiar sus hábitos alimentarios. Por ejemplo: una persona de unos 40 años que come y hace ejercicio como lo hacía cuando tenía 20 años engordará, puesto que su metabolismo tiene necesidades distintas y responde de una forma nueva a lo que en el pasado era beneficioso.

El sexo puede ser también otro factor que influya en la obesidad. Los hombres tienen una tasa metabólica mayor cuando están en reposo, lo que significa que su cuerpo quema más energía incluso cuando están descansando, comparado con el metabolismo de las mujeres. Por tanto, los hombres necesitan más calorías para mantener su peso corporal. Hay que añadir que las mujeres sufren un cambio drástico en su metabolismo con la llegada de la menopausia. Éste disminuye y por eso la mayoría de las mujeres aumentan de peso en esa época de cambio.

La genética puede influir también en la obesidad o la delgadez de una persona, aunque no es cien por cien determinante, puesto que existen también factores medioambientales que influyen en la forma de comer y de vivir. Existe una creencia que explica en tantos por ciento las posibilidades de padecer obesidad dependiendo de las características físicas de los padres: si la madre está obesa, existe un 75 % de posibilidades de que sus hijos también lo sean. Y inversa, si está delgada hay igualmente un 75 % de posibilidades de que sus hijos sean delgados. Pero son factores muy poco determinantes, puesto que hay muchas más personas con más peso como resultado de la alimentación o la escasa actividad física diaria.

Las emociones también afectan a las cuestiones de peso, ya que la comida puede presentarse como una respuesta a una carencia o problema emocional. Dicho de otro modo, hay personas que comen cuando se sienten tristes (la típica escena del helado tras un desengaño amoroso) o aburridas. De este modo, es muy mala idea picar mientras se ve la televisión, porque se hace de forma automática y no por necesidad fisiológica.

Hay enfermedades que pueden provocar aumento de peso y obesidad. Es el caso de los problemas con la hormona del hipotiroidismo (un mal funcionamiento del metabolismo de la tiroides), la depresión o enfermedades poco comunes relacionadas con el cerebro.

Asimismo, ciertos medicamentos como los esteroides o algunos antidepresivos pueden causar también obesidad.

La solución a este problema tan generalizado no consiste en seguir un régimen para perder peso sin más. El azúcar refinado es perjudicial por igual tanto para los obesos como para los delgados, por eso el azúcar debe eliminarse de la dieta no sólo porque se siga un régimen, sino también para conseguir una salud completa y permanente.

Éstas son las causas de la obesidad según Andreas Moritz, autor de los libros *Limpieza hepática y de la vesícula* y *Los secretos eternos de la salud*, editados por esta misma editorial:

- Comida basura.
- Alimentos no nutritivos y bajos en energía.
- Falta de ejercicio.
- Exceso de trabajo.
- Estrés.
- Fatiga.
- Horarios irregulares de comida.
- Falta de horas de sueño.
- Cenas excesivas.

- Demasiado café, té o tabaco (estimulantes).
- Falta de agua.
- Abuso de refrescos azucarados y bebidas energéticas.
- Alcohol.
- Problemas emocionales (que alteran y perjudican la digestión).

Tipos de obesidad

Se tiene kilos de más cuando se acumula más grasa de la necesaria. Ésta puede acumularse de forma uniforme por todo el cuerpo o en zonas más localizadas. En el primer caso es un tipo de obesidad llamada *difusa*; en cambio, en el segundo caso, se trata del tipo de obesidad más común, que se subdivide en dos, dependiendo si la concentración de grasa se encuentra en la zona abdominal o en la zona de las caderas y glúteos.

Cuando la grasa se halla sobre todo en la zona abdominal, se llama *obesidad androide* o *central*. Conocida comúnmente como obesidad en forma de manzana o la clásica barriga cervecera, este tipo de obesidad tiende a acumular grasa en la parte superior del cuerpo, como tronco, pecho, brazos y cuello.

La obesidad androide es más peligrosa, porque la grasa que se concentra en el abdomen es una grasa metabólicamente activa. Y puede causar con mayor facilidad problemas metabólicos y otras enfermedades crónicas, como diabetes, hipertensión y dislipemias (alteraciones de los niveles de grasa en sangre), entre otras. Este tipo de obesidad se produce sobre todo en los hombres.

Si la grasa se encuentra básicamente en la zona de las caderas y los glúteos, se denomina obesidad ginoide o gluteofemoral, llamada de forma coloquial *obesidad en forma de pera*. Este tipo de obesidad se produce sobre todo en mujeres. La grasa acumulada suele localizarse en la parte inferior del cuerpo: caderas, vientre, muslos y glúteos. La grasa acumulada es más estable y no tiene tantos riesgos para la salud como la de tipo central.

Obesidad infantil

Según la Organización Mundial de la Salud, la obesidad se considera (desde 1998) como la epidemia mundial del siglo XXI, e incluye tanto a niños como a adultos. La obesidad infantil es un problema sanitario preocupante. Se produce debido a un gran número de factores: genéticos, psicológicos, ambientales y socioeconómicos.

La obesidad durante la infancia es un factor de riesgo en el futuro y puede llevar consigo alteraciones metabólicas, como: intolerancia a la glucosa, hipertensión, dislipidemias.

Las probabilidades (genéticas) de que un niño padezca sobrepeso depende de la constitución y la fisonomía de los padres. Si ninguno de los progenitores es obeso, el riesgo es del 8 %. Del 40 % si uno de los padres lo es, y la cifra aumenta hasta el 80 % si ambos padres son obesos.

También hay que recordar que los niños no sólo comparten la predisposición genética de sus padres, sino también su estilo de vida (alimentación, hábito de ejercicio físico, etcétera). La dieta de los niños occidentales deja mucho que desear. Se los alimenta a base de productos prefabricados pobres en nutrientes y existe, además, la costumbre generalizada de premiarlos con dulces cuando en realidad lo inteligente sería eliminar por completo el azúcar refinado de su dieta, porque además de engordar y crear adicción e hiperactividad, no les aporta nada más.

Es importante inculcar a los niños buenos hábitos de alimentación y ejercicio desde muy pequeños. Pues a medida que un niño obeso crece, aumenta el riesgo de padecer obesidad en la edad adulta. En menores de un año, el riesgo de padecer obesidad de adultos es del 25 %; entre 5 y 7 años el riesgo es del 40 %, y en adolescentes es del 80 %.

Para tratar la obesidad infantil es recomendable un equipo formado por un pediatra, un nutricionista y un psicólogo, ya que la obesidad tiene consecuencias negativas en la salud psicológica del niño. Es importante diseñar un tratamiento especializado dirigido al niño y a su familia, con tres pilares fundamentales: plan de alimentación, programa de actividad física y, sobre todo, modificación de los hábitos y estilo de vida, para evitar recaídas.

Alimentos *light*, ¿sí o no?

¿Qué es un alimento *light*?

En el mercado se pueden encontrar productos denominados *light*, ligeros, bajos en grasas, bajos en azúcar, sin azúcar o bajos en calorías, todos ellos con un denominador común: su nivel de grasas y azúcares ha sido modificado de una forma u otra.

Los alimentos *light* son la versión con menor aporte calórico de productos ya existentes en el mercado. Para conseguir esta reducción de calorías se sustituye o modifica alguno de los componentes del producto original. Normalmente, consiste en disminuir la cantidad de hidratos de carbono (azúcares) y sustituirlos por edulcorantes o reducir las grasas con sustitutivos.

Los productos *light* llegaron a España en la década de 1980 en forma de refresco. A lo largo de la década siguiente, el sector se fue modernizando y especializando, hasta llegar a crear la gran gama de productos hoy en día disponibles en el mercado. El auge de dichos productos se explica por la cultura del culto al cuerpo y la excesiva preocupación por la imagen, que empuja a muchas personas a abusar de los productos *light*.

Características de un alimento *light*

Para que un alimento se pueda denominar *light* en España, debe cumplir unas características concretas, de acuerdo con el tratado elaborado por los expertos de la Comisión Interministerial para la Ordenación Alimentaria (CIOA), creado en 1990. Estas características son:

- Que previamente exista en el mercado un producto de referencia que no sea *light*, ya sea natural o manufacturado.
- Que el producto *light* reduzca un mínimo del 30 % su valor energético respecto a su homólogo no *light*.
- El producto *light* debe ir correctamente etiquetado. En la etiqueta debe constar el porcentaje de la reducción de calorías, el valor energético (por 100 g o por 100 ml).

¿Qué contienen los productos *light*?

Los edulcorantes son los protagonistas a la hora de aportar el sabor dulce a productos *light* o a alimentos bajos en calorías. Son la alternativa para evitar el consumo de azúcar (sacarosa).

Algunos aportan poca energía, como los polioles (sorbitol, xilitol, manitol). Estos sustitutivos del azúcar son absorbidos por el organismo de forma lenta e incompleta, y, por tanto, no afectan a los niveles de glucosa en sangre ni provocan caries. Pero si se toman en exceso (más de 20 g de manitol o más de 50 g de sorbitol al día) pueden causar diarrea.

También están los edulcorantes no calóricos como la sacarina, el ciclamato, el aspartamo, etcétera, que tienen un poder edulcorante mucho mayor que los polioles, por lo que se utilizan en pequeñas cantidades.

Los productos *light* también emplean sustitutivos de las grasas, y los hay de dos tipos: los miméticos y los sustitutivos. Los primeros imitan la textura de la grasa sin sustituirla por completo. Son compuestos químicos que se obtienen a partir de hidratos de carbono o de proteínas. Tienen el inconveniente de no soportar las altas temperaturas y contener un elevado nivel de agua, por lo que no son aptos para las frituras.

Los segundos, llamados simplemente *sustitutivos*, son muy parecidos a las grasas tanto física como químicamente, y aportan a los alimentos el sabor de la grasa. Resisten bien el calor, por lo que se usan para elaborar alimentos horneados, chocolates y confituras. Ambos métodos se usan para elaborar lácteos, helados, confituras, quesos, mayonesas, mantequillas, cacao en polvo, cereales, pan de molde, nata, etcétera.

Alimentos *light* para adelgazar: uso y abuso

Pero, ¿realmente son necesarios los productos *light*? Una persona que goza de buena salud y que lleva una vida saludable no necesita consumir productos *light*. Sin embargo, en caso de obesidad o enfermedad como la diabetes, la hipercolesterolemia, los trastornos hepáticos, la hipertrigliceridemia, los problemas pancreáticos o los trastornos de la vesícula biliar, pueden resultar de ayuda para controlar el aporte energético o la cantidad de grasas consumidas. Pero sin caer en la falsa creencia de que estos productos pueden ser adelgazantes, pues definitivamente no lo son, aunque sí que aportan menor cantidad de calorías que sus productos de referencia. No obstante, si se abusa de ellos, pueden causar el efecto contrario al deseado, e incluso aumentar el peso. Además, el abuso de productos *light* puede acarrear consecuencias para el organismo. ¿Por qué?

Porque las grasas y los azúcares son necesarios para el correcto funcionamiento del organismo, siempre que se consuman de forma correcta (sin excesos, ni defecto). Si se abusa de los productos *light* puede existir una carencia de nutrientes esenciales, que el organismo no produce por sí solo. Las grasas aportan ácidos grasos esenciales como el linoleico y linolénico, además de vitaminas liposolubles o solubles A, D, E y K.

La falta de hidratos de carbono también comporta cambios negativos en nuestro organismo; por eso es aconsejable consumir cereales, pasta, patatas, legumbres, frutas y verduras.

La energía vacía de los alimentos *light*

Hay que tener en cuenta que muchas veces lo único que aportan los productos *light* es energía vacía y sólo aumenta de forma rápida el nivel de azúcar en sangre, lo que proporciona bienestar y sensación de energía, aunque al poco tiempo los niveles de azúcar descienden y provocan el efecto contrario: agotamiento.

Como los alimentos *light* son hipoenergéticos (bajos en energía), obligan al cuerpo a buscar formas alternativas para autoabastecerse de la energía que le falta, lo que provoca una sensación de hambre a todas horas. Si para saciarla se consumen más productos *light,* éstos se metabolizan en el cuerpo en forma de grasas y residuos, hecho que causa el efecto contrario.

Esto es algo que no ocurre si se toman alimentos con hidratos de carbono, tanto simples (azúcar, miel, mermelada, leche, frutas, hortalizas), como complejos (pan, arroz, pasta, maíz, cebada, avena, cereales, legumbres), ya que mantienen de forma adecuada los niveles de serotonina y betaendorfina (que es una sustancia que sintetiza el cerebro para bloquear la sensación de dolor, y que también se produce como reacción al estrés y al ejercicio).

Las calorías y el metabolismo

Reducir la ingesta diaria de calorías para combatir el sobrepeso no es suficiente. De hecho, a los pocos días, el cuerpo habrá terminado con las reservas de energía y entonces la sensación de hambre y el apetito aumentarán de forma considerable, algo que provoca frustración a quienes intentan adelgazar.

Si no se come lo suficiente (aportando energía de menos al organismo), el cuerpo entiende que debe convertir en reservas de grasa los –pocos– alimentos que se consuman para conseguir la energía que necesita para conseguir un rendimiento absoluto.

Además, contar calorías es una técnica para adelgazar que puede resultar imprecisa. ¿Por qué? En primer lugar, la cantidad de calorías de un alimento se ve modificada por varios factores como: la estación del año, las condiciones climáticas del lugar de origen, las características del suelo, la producción, el almacenamiento, etcétera. Todo esto hace que las propiedades nutricionales de un alimento resulten distintas de otras, aunque sea el mismo alimento.

Y, en segundo lugar, cada persona tiene unas necesidades calóricas distintas, dependiendo de su constitución, edad, sexo o actividad diaria. El cuerpo gasta una energía determinada para realizar las funciones vitales del organismo, como respirar o mantener los órganos en funcionamiento; a esto se le llama el *metabolismo basal* y gasta aproximadamente un 70 % de la energía del día a día. Acelerar el metabolismo basal, a través del ejercicio, significa quemar grasas de forma más rápida y efectiva. El ejercicio es primordial parar acelerar el metabolismo y conseguir adelgazar.

Hay que tener en cuenta también que hay personas que tienen un ritmo metabólico muy rápido y, por tanto, queman con mayor rapidez lo que comen, ya que el cuerpo gasta más energía y con más celeridad para realizar sus funciones. En cambio, quienes tienen un metabolismo lento gastan la energía de forma distinta. Al no utilizarla de forma inmediata, se almacena como grasa y eso significa que engordan con más rapidez que los primeros.

Aunque no todo depende del ejercicio y los alimentos, ya que hay personas que tienen un funcionamiento gastrointestinal correcto que no les da problemas. Sin embargo, en otras personas, la digestión es más lenta, pesada o incorrecta y les produce contratiempos a la hora de asimilar los alimentos, problema que se ve regulado y mejorado si se toma stevia regularmente. Para evitar esto, lo ideal es realizar frecuentemente pequeñas comidas (mejor 5 que 3). De esta forma, los niveles de insulina están estables y se previenen los temidos ataques de hambre, que en la mayoría de los casos llevan a comer cualquier cosa.

Además, si se evitan las comidas, o se come menos, el cuerpo cree que debe ahorrar energía, y en vez de quemar grasas, las almacena y, por tanto, el metabolismo disminuye.

Consejos para acelerar el metabolismo:

Desayunar siempre. El desayuno proporciona la energía necesaria para afrontar el día (aunque suene a tópico); en caso contrario, si el cuerpo no recibe alimento, se protege ahorrando energía (descendiendo el metabolismo) y acumulando grasas.

Tonificar los músculos ayuda a acelerar el metabolismo, porque necesitan más energía para mantenerse.

Comer menos, pasar hambre o ayunar sin control puede causar fatiga y eso provoca el descenso del metabolismo, ya que el cuerpo nota que le falta energía para mantener las funciones básicas.

Caminar entre 10 y 30 minutos después de comer o cenar ayuda a estimular el proceso metabólico y a digerir mejor los alimentos.

Hay que mantener una actitud activa en el día a día. Como subir escaleras, levantarse de vez en cuando si se trabaja sentado muchas horas, etcétera. El movimiento es imprescindible para activar todo el cuerpo por fuera y por dentro.

Efecto «yoyó»

El efecto «yoyó» es consecuencia directa de la reducción voluntaria de las comidas o de contar calorías de todo lo que se come. Si se hacen ayunos o dietas para adelgazar sin una buena base, lo único que se consigue es bajar de peso rápidamente y recuperarlo de forma todavía más rápida. En el preciso momento en que se deja la dieta en cuestión, se recuperan de forma inmediata los malos hábitos que provocan el aumento de peso.

Los edulcorantes artificiales contribuyen a este efecto en el cuerpo, ya que éste los reconoce como alimentos hipoenergéticos, dada su escasa energía, algo que hace que el cuerpo envíe el mensaje de que necesita comer más para conseguir la energía que le falta.

Abusar de los productos dietéticos puede comportar una sobrealimentación y causar aumento de peso, e incluso obesidad, tanto en adultos como en niños. Estos últimos deben comer de forma sana y equilibrada de manera que se aporten las calorías necesarias para su correcto crecimiento y para que puedan desempeñar sus actividades cotidianas sin problemas, evitando las comidas bajas en calorías o las que contienen la llamada energía *vacía*.

Así, la única forma realmente eficaz para perder peso es por medio de una dieta a medida diseñada por un especialista, acompañada de ejercicio físico equilibrado. Por tanto, se puede afirmar que los productos *light* no son indispensables en la dieta de una persona, ya que existen otras maneras de controlar el contenido energético de los alimentos, una de las cuales es el uso de la stevia en nuestra alimentación.

Stevia *versus* la industria

15

A lo largo de la historia de la humanidad, los intereses económicos, la codicia y la absoluta falta de ética con la salud pública han sido una constante en la alimentación humana. Un ejemplo de ello es la falta de información, tanto en el pasado como en la actualidad, sobre los efectos del azúcar refinado y de los edulcorantes artificiales. Muchas de las dolencias y enfermedades causadas por el azúcar podrían evitarse dejando de lado su consumo, pero la historia ha demostrado que los médicos preferían encerrarse en sus laboratorios para elaborar una solución milagrosa para el problema, en vez de evitar dicho problema con algo tan sencillo como la alimentación. Cuando el azúcar se democratizó y llegó a todos los hogares, los casos de diabetes se dispararon. Nadie informó de que dejando de comer azúcar podían mejorar su salud, porque los médicos crearon la insulina, una sustancia que se creía que podría vencer a la diabetes. Es cierto que luego tuvieron que remarcar que no la eliminaba, sino que sólo la controlaba, pero igualmente era un negocio millonario que sigue hoy en día vigente. El descubrimiento de la vitamina B1 para los casos de pelagra o beriberi polineurítico (un desorden nervioso debido a la falta de vitamina B1) fue un alivio para quien la padecía, y para evitarla, eso sí, a 400 dólares el gramo, nadie informó de que esa vitamina estaba de forma natural en el arroz integral. Esto quedó demostrado por el doctor británico Scharff, quien prohibió el arroz blanco en la base militar de Singapur durante la segunda guerra mundial para evitar que faltara la comida, ya que por 100 toneladas de arroz integral, el equivalente en arroz blanco eran 70 toneladas. El proceso de refinamiento reducía la cantidad de alimento y eso era algo que no se podía permitir en tiempos de escasez. El arroz integral llegó a toda la población y, en un año, el doctor, asombrado, vio cómo la tasa de mortalidad en los niños descendió a la mitad sin ningún tipo de intervención médica. Pero sus observaciones no fueron escuchadas. La profesión médica no podía sacar beneficio del arroz integral, y la idea de que se pusieran de moda los granos naturales o sin refinar podía ser una amenaza para la industria azucarera y las farmacéuticas creadoras de vitaminas.[14] Este par de ejemplos del pasado sirven para entender qué está sucediendo hoy con la stevia. La stevia es un edulcorante natural y, por tanto, hace la competencia tanto al azúcar refinado como a los edulcorantes y a algunas medicinas. Como consecuencia, es mala, según la industria azucarera y las farmacéuticas. La industria

---

14. *Ibid.*, página 176

lleva años invirtiendo millones para conseguir opiniones favorables sobre el azúcar refinado. Ha pagado a científicos y sigue pagándoles para que inventen una fórmula mágica que hable a favor de los beneficios del azúcar, algo que todavía no se ha conseguido. Se pueden encontrar opiniones de testimonios «comprados» que hablan de los beneficios del azúcar. La ciencia no ha podido demostrar estos beneficios, sencillamente porque no existen. A falta de opiniones científicas contundentes, las empresas azucareras han tenido que recurrir más y más a la publicidad.

La publicidad puede dar mensajes maravillosos sobre el azúcar, auque sean falsos, porque al no ser ciencia no está comprometida con la verdad. Por eso podemos ver a través de los medios de comunicación verdaderas aberraciones contra la salud, como bollería industrial para niños con «mucha leche», comida dietética llena de edulcorantes o alimentos transgénicos, pero los mensajes van más allá y la publicidad se apresura en decir que los productos que publicita «están elaborados con ingredientes naturales». De este modo atrae al consumidor. De hecho, el azúcar sí procede de un alimento natural (la caña de azúcar o la remolacha); el problema reside en que el proceso de refinamiento elimina el 90 % de las propiedades nutritivas del azúcar, dejando sólo las calorías vacías. A la publicidad lo que le interesa es vender y sólo se debe a su cliente y no a los consumidores, por eso se debe poner en tela de juicio lo que la publicidad quiere vender como productos «sanos y saludables». En realidad, los vendedores de azúcar han explotado el poder energético de la sacarosa durante años porque no contiene nada más. Energía de calorías vacías y un sabor que crea adicción: esto es todo lo que tiene el azúcar. Los alimentos contienen elementos nutritivos en forma de proteínas, hidrocarbonos, vitaminas o minerales (o todos a la vez) en cambio, el azúcar sólo tiene calorías.[15]

La stevia es para el consumidor más que recomendable, es la sustancia ideal para saborear el placer de lo dulce sin sufrir ningún contratiempo como los que produce el azúcar (caries, exceso de peso, diabetes).

La ciencia, la población japonesa y la tradición de muchísimos años de consumo por parte de los indígenas de Paraguay han demostrado que las propiedades de la stevia son beneficiosas para el organismo. La stevia ayuda a las personas con diabetes reduciendo sus niveles de azúcar en sangre y regula la presión arterial de los hipertensos. Por ese motivo, su país de origen (Paraguay) está desarrollando formas para promocionar y distribuir esta planta, para que su cultivo se produzca a nivel mundial y sus beneficios lleguen a todas las personas.

La stevia en Japón

En países como Japón, Corea, China o Taiwán, la stevia se consume de forma regular y sin problemas, como sustitutivo del azúcar y otros edulcorantes de origen sintético.

En el mercado japonés existe gran variedad de marcas que ofrecen muchos productos a base de esteviósido

---

15. *Ibid.*, página 193

o extracto purificado de stevia, elaborados íntegramente con compuestos naturales. Su consumo aproximado es de 4.000 toneladas al año.

La stevia llegó a Japón a finales de la década de 1960 y el Ministerio de Salud de Japón se aseguró, mediante diversos estudios y ensayos científicos independientes, de la inocuidad de la stevia y su principal componente, el esteviósido. Esos estudios demostraron que la stevia no poseía actividad mutagénica o teratogénica (defectos y/o malformaciones congénitas producidas por la exposición prenatal). Esto demuestra el gran potencial de esta planta maravillosa, y desmiente rumores falsos, tales como que la stevia puede provocar efectos secundarios, como infertilidad, tanto en hombres como en mujeres.

La stevia en Europa

En la mayor parte de los países de la Unión Europea no se admite todavía su venta como alimento; sin embargo, Alemania es uno de los países importadores y exportadores de stevia más importantes del mundo, y en su territorio se permite su consumo como planta medicinal. Francia es el primer país de la Unión Europea que ha autorizado el uso de derivados de la stevia como aditivo en alimentos y bebidas.

Ciertos colectivos luchan por la aceptación y el reconocimiento completo de la stevia en Europa, como la Asociación Europea de la Stevia, con razón social en la calle Maladeta, n.º 20, 22300 Barbastro (Huesca).

La stevia en Estados Unidos

El edulcorante natural stevia ha generado la voz de alarma en Estados Unidos, porque podría convertirse en un rival de gran categoría para el mercado de los edulcorantes. Por ese motivo, en 1991 se prohibió su comercialización y su uso como edulcorante natural. Esta prohibición se justificó por calificar a la planta como insegura para el consumo humano. Pero en 2005, la OMS (Organización Mundial de la Salud) la autorizó como edulcorante, al demostrar que la stevia cumple con todos los requisitos de seguridad para que sea comercializada. Una contradicción.

Lamentablemente, algunas multinacionales de edulcorantes patentaron en 2007, y en Estados Unidos, un producto derivado de la stevia llamado *rebiana*, al que han asociado hasta 24 patentes para fabricar sus productos *light*. Su objetivo es extraer y purificar el componente edulcorante por excelencia de la stevia, el esteviósido. Para ello, deben extraerlo de las hojas de stevia con agua o solventes orgánicos, luego filtrarlo para la extracción de impurezas y coagulación por cambio de pH, pasar por un proceso de limpieza sobre resinas de intercambio iónico, cristalización y, por último, secado.

Es importante destacar que si al terminar no se ha conseguido un producto con sabor agradable, la empresa aplica otros tratamientos complementarios, que consisten en modificaciones químicas o enzimáticas, lo que significa transformar el que se supone que debía ser un producto natural por otro artificial.

La industria desea ocultar las propiedades beneficiosas de la stevia en el organismo, porque es un duro competidor para sus productos artificiales. Pero los problemas sanitarios que están surgiendo respecto a los edulcorantes artificiales hacen de la stevia la mejor opción para sustituirlos.

La stevia y la industria ganadera

La invasión del azúcar en la alimentación humana traspasó fronteras y, a principios del siglo XIX, se inició una campaña para alimentar a los animales de granja con azúcar sin refinar, argumentando que el azúcar era bueno para engordar bueyes, vacas, cerdos y corderos; al mismo tiempo, llegaban al mercado los primeros fertilizantes artificiales. Como la naturaleza es sabia, los animales rechazaron el azúcar; además, ningún veterinario de la época recomendó alimentar con azúcar a los animales.

Sin embargo, la industria pecuaria de algunos países es conocedora de los maravillosos beneficios de la stevia; por eso los animales que la consumen tienen múltiples beneficios extras, comparado con los que no lo hacen. Al ser un producto cien por cien natural, no comporta riesgo para los animales y sí infinitos beneficios. Veamos unos ejemplos.

Mezclar stevia con el alimento de los animales de granja es una gran idea, porque la stevia mejora el metabolismo de los mismos acelerándolo, lo que previene enfermedades gastrointestinales, neumonía o hepatitis. Si el metabolismo es más rápido y fuerte, también lo es la formación muscular, por tanto, su crecimiento se acelera.

Esto se debe a que la stevia activa el apetito de los animales y también incrementa sus aminoácidos. Se ha comprobado que la producción de huevos aumenta incluso en épocas de mucho calor o humedad (épocas negativas para la producción). Todo esto conlleva un menor uso de estimulantes artificiales del crecimiento, como hormonas, cuyo abuso comporta, a la larga, resistencias muy difíciles de combatir en el organismo de los animales.

Al producirse un cambio en el metabolismo, el intenso olor de ciertos animales, como el cerdo, se reduce. Además, gracias a la stevia, el calcio aumenta en dichos animales y en aves, por lo que los huevos de estas últimas tienen cáscaras más resistentes, lo que comporta un menor número de huevos rotos por manipulación y transporte, que implica una reducción de las pérdidas económicas.

La stevia actúa como inhibidor de histaminas (células del organismo que provocan reacciones alérgicas) en la comida para animales, y también elimina las bacterias (que son sumamente infecciosas) que pueden encontrarse en el alimento de los animales, como, por ejemplo, la salmonela.

Por todos estos motivos, la stevia es una planta beneficiosa no sólo para las personas, sino también para los animales, tanto de granja como para los domésticos, ya que si se les proporciona stevia, su salud y su pelaje mejorarán.

La stevia y la agricultura

La stevia también mejora la calidad de la tierra y los productos que crecen en ella. El método es sencillo, ya que consiste en aplicar al suelo o directamente a los cultivos, a través del riego, el extracto o el polvo procedente la stevia.

La stevia ayuda a producir alimentos de excelente calidad, porque estimula el proceso de la fotosíntesis de los árboles frutales e incrementa el nivel de azúcar en sus frutos, lo que significa que las frutas tratadas con stevia son más dulces que las que no los están y, además, crecen con mayor rapidez, ya que el ciclo de los cultivos se acelera. Pero no por eso la fruta cae antes del árbol; al contrario, la stevia previene la caída de los frutos de forma prematura y éstos aguantan en el árbol hasta su recolección.

Además, las plantas cuidadas con stevia resultan más resistentes a las enfermedades, por tanto, enferman menos y resisten mejor las plagas.

Los productos tratados con stevia presentan una mejora en el enraizamiento, porque la stevia estimula el crecimiento radicular (de las raíces). También retrasa el envejecimiento de la planta porque aumenta su contenido en vitaminas y minerales, y, por tanto, los alimentos cultivados con extractos de stevia se oxidan menos y no pierden su color original porque los componentes de la stevia frenan el proceso de oxidación.

Usar stevia directamente en el suelo de la cosecha ayuda a hacerlo más fuerte contra los microorganismos patógenos, estimulando, a su vez, los microorganismos beneficiosos o antagonistas. Todo ello da como resultado un suelo más fértil y más productivo.

El tallo de la stevia pulverizado ayuda a recuperar un suelo en mal estado o contaminado por fertilizantes químicos, de manera que lo convierte de nuevo en un suelo fértil.

La stevia contiene vitaminas A, B2, B6, aminoácidos, hormonas vegetales, caroteno, carbohidratos, enzimas, ácidos orgánicos, etcétera, y todos estos componentes estimulan y activan de forma natural los microorganismos beneficiosos del suelo, provocando cosechas muy ricas en nutrientes y de excelente calidad.

En definitiva, el uso de stevia en la agricultura proporciona múltiples beneficios tanto para el agricultor como para el consumidor.

La lucha por la stevia

16

Son muchas las personas que han podido experimentar los beneficios de la stevia y que no entienden por qué esta planta no se comercializa libremente. Para Josep Pàmies, un agricultor catalán activista y defensor de la stevia, todo esto resulta intolerable. Por eso se ha convertido en uno de los mayores defensores de la stevia en nuestro país a través de Dolça Revolució (Dulce Revolución), un movimiento que defiende la alimentación sana, equilibrada y ecológica para evitar las enfermedades.

Pàmies propugna el consumo libre y natural de stevia y su cultivo a nivel particular, porque cree que una joya de la naturaleza como la stevia no puede pertenecer a una empresa para satisfacer sus deseos meramente económicos. Josep Pàmies es también uno de los impulsores de Som lo que sembrem (Somos lo que sembramos), una plataforma responsable de la recogida de firmas que ha permitido llevar al Parlament catalán la Iniciativa Legislativa Popular para reclamar que Catalunya sea declarada territorio libre de transgénicos.

Formas de alimentarse

El Fast Food *o comida basura*

En la actualidad, el ritmo de vida acelerado y el estrés forman parte del día a día, y por tanto, a veces no se tiene tiempo o no se dedica el tiempo suficiente a tareas tan básicas y elementales como la alimentación.

En muchas ocasiones, los horarios de trabajo obligan a comer en poco tiempo y fuera de casa, que es, sin duda, el mejor lugar para comer. Y por eso, a la buena alimentación, con alimentos sanos y nutritivos, le ha salido un duro competidor, la comida rápida o *Fast Food*, comida que se caracteriza por ser barata y estar al alcance de todos.

El *Fast Food* teóricamente surge para solventar la falta de tiempo de la sociedad y adaptarse a sus nuevas necesidades, pero esto ha tenido consecuencias muy graves en detrimento de la salud y la nutrición.

La comida rápida también se denomina *comida basura* debido a su mala calidad y a los escasos nutrientes que contiene. Se caracteriza por ser comida llena de calorías vacías, grasas y cantidades excesivas de sal y azúcar. La comida basura está manipulada para ser extremadamente adictiva. Usa aditivos como el glutamato monosódico para potenciar el sabor, y colorantes como la tartracina para mejorar el color de los alimentos y hacerlos más apetecibles visualmente (pero no más nutritivos).

Sin duda, la comida basura es una de las causantes del incremento desmesurado de la obesidad en el mundo entero y otras enfermedades tales como la diabetes, el aumento del colesterol, los problemas bucodentales o las enfermedades cardiovasculares.

Como consecuencia de todo esto nació el movimiento Slow Food, una organización ecogastronómica que se opone al imperialismo gastronómico impartido por las grandes cadenas del *Fast Food*.

El movimiento Slow Food

Slow Food es una asociación internacional que busca una nueva dimensión dentro de la globalización homogeneizadora del sabor y que defiende la dignidad cultural de la comida.

En 1986, Carlo Petrini, un gastronomo italiano, fundó en Bra, provincia de Cuneo (Italia), ArciGola, fundación que en 1989 pasaría a llamarse Slow Food. Slow Food es una asociación sin ánimo de lucro que nació como respuesta a la invasión de la comida basura y la estandarización del sabor. El movimiento cuenta con casi 100.000 socios en más de 50 países y se financia a través de sus socios.

Slow Food organiza algunas de las más importantes ferias gastronómicas, como Salón del Gusto, en Lingotto, Turín, celebrada los años pares, y Slowfish en Génova, además de Cheese en la ciudad de Bra, ambas ferias celebradas sólo los años impares.

La filosofía de Slow Food defiende la tradición gastronómica de cada región y la biodiversidad alimentaria y promueve la educación del gusto. Por eso, uno de sus proyectos más importantes consiste en el censo, llamado Arca del Gusto, de productos alimenticios locales que están amenazados y pueden llegar a extinguirse.

Los objetivos de Slow Food consisten en promover la ecogastronomía y fomentar la importancia de la cocina de cada región o territorio, individualizando sus productos y sus formas de elaboración y producción artesanales, que deben ser ecológicas y respetuosas con el medio ambiente y con el agricultor. Además, Slow Food también defiende la pesca y la ganadería sostenibles.

Todo esto tiene como finalidad concienciar y cambiar la percepción de los ciudadanos, sobre todo de los jóvenes, respecto a la comida y lograr un mayor respeto por la misma. Algo que a la larga contribuye a una mayor calidad de vida, ya que Slow Food es sinónimo de alimentación sana y nutritiva, pero también está ligada a una filosofía de vida distinta al *fast life* (vivir con las prisas y el estrés).

Comer bien no sólo significa comer sano, alimentos de temporada y nutritivos, sino también comer despacio y con tiempo, disfrutando de los sabores y texturas de cada alimento.

Slow Food es un movimiento que defiende la calidad no sólo de la alimentación, sino también de la vida misma, que conlleva tomarse un tiempo para hacer las cosas.

La stevia en la historia

En 1887, el botánico sudamericano Antonio Bertoni descubrió la planta de la stevia gracias a los indios de la región de Caaguazú y Monday de la República de Paraguay, a la que llama Eupatorium (1899).

En 1900, el químico paraguayo Ovidio Rebaudi realiza los primeros estudios del componente dulce de la hoja de stevia.

En 1904, Bertoni clasifica la planta encontrada en el género *Stevia*. Y un año más tarde se registra como *Stevia rebaudiana Bertoni* en los libros internacionales.

Después de varios años de experimentos y análisis, en 1909, la Facultad de Agronomía y Veterinaria de la República Argentina llega a la conclusión que la stevia es una planta con un gran valor económico por su poder endulzante.

En 1921, la Unión Internacional de Química bautizó la sustancia edulcorante principal de la stevia como esteviósido, por recomendación del doctor Bertoni, que pidió que este componente tuviera un nombre que lo relacionara con el género de la planta stevia.

Los químicos franceses Lavieille y Bridel descubrieron en 1931 que el esteviósido tenía un poder edulcorante 300 veces mayor que el azúcar de caña, y que, además, no era asimilado por el organismo, y, por tanto no engordaba.

En 1942 se propone el esteviósido como un buen sustitutivo del azúcar en un artículo publicado en Inglaterra.

En 1945, el Instituto Biológico Argentino consigue los primeros preparados para diabéticos gracias a los experimentos con stevia.

En 1952, investigadores estadounidenses confirmaron que el esteviósido era la sustancia natural más dulce que se había encontrado hasta el momento.

El doctor Miguel Ovidio determina, en 1953, que el esteviósido influye de forma positiva en la glucemia.

En 1966 se empieza a vender stevia de forma natural con el nombre de dulce té del Paraguay. Y su creador, el señor De Gásperi, patenta la utilización de ramas y tallos de stevia y también el uso del extracto de la hoja.

La stevia llega a Japón desde Paraguay en 1967 y comienzan sus primeros estudios en Kosakoka.

Empiezan los primeros cultivos experimentales de stevia, impulsados por el Ministerio de Agricultura y Producción Acuática de Japón, en 1971. La empresa Química Industrial Shuda lanza al mercado el primer producto elaborado con stevia, llamado Steviarol.

En 1973 se extiende el cultivo de stevia por distintas zonas de Japón.

En 1976 nace la marca Pirungá en Paraguay, creada por Ángel González, que venderá la stevia en todas sus formas, con la autorización del Ministerio de Salud. Ese mismo año, se celebra el 6.º Congreso Latinoamericano de Farmacología, donde se presentan diferentes trabajos que hablan sobre el efecto de la stevia para perder peso y contra la obesidad, y del efecto antiarrítmico de la stevia sobre el corazón, además de demostrar los beneficios para la diabetes.

También en 1976 se celebra la primera reunión de la Sociedad de la Stevia en Japón. Y se crea el Centro de Investigación de la Stevia en São Paulo, Brasil.

La producción de stevia aumenta en países del sudeste asiático, como Corea, Filipinas, Indonesia, Taiwán y Malasia.

En 1977, empieza la exportación masiva de la hoja seca de stevia a Japón desde Paraguay. Un año más tarde, la Sociedad de la Stevia japonesa declara que la stevia no es tóxica y que no afecta al embarazo.

En 1979 nace la Cooperativa de Productores de Ka'a He'ë para la producción, fomento y comercialización de la stevia en Paraguay.

En 1980, la producción de stevia en Japón llega a 60 toneladas de hoja.

En 1984 finalizan los estudios realizados por la Sociedad de la Stevia Japonesa, que concluyen que el edulcorante de esta planta es apto para el consumo humano sin efectos negativos para la salud.

El Ministerio de Salud de Brasil autoriza el esteviósido como un edulcorante natural para alimentos y bebidas dietéticas en 1986.

A principios de la década de 1990, el organismo estadounidense Food and Drug Administration (FDA) tomó una polémica decisión al prohibir el consumo de stevia sin dar buenos argumentos para la adopción de esta decisión.

Casualmente, los directivos que tomaron dicha decisión al poco tiempo se trasladaron a una empresa que fabricaba edulcorantes. Como curiosidad, cabe mencionar que en la página web de la empresa se explican las maravillas de los edulcorantes como el aspartamo; en cambio, no se dice absolutamente nada de la stevia. Queda demostrado el intento de algunas empresas por ocultar las propiedades de dicha planta.

En 1995 se levantó la prohibición en Estados Unidos respecto a la stevia y se permitió su consumo como suplemento alimentario.

En el año 2000, la Comisión Europea denegó el uso de la stevia debido a las dudas y a la falta de un consenso claro respecto a su seguridad. Para rebatir esta decisión, los científicos Jan Geuns y Johan Buyse lideraron un equipo internacional de científicos de la Universidad Católica de Lovaina (Bélgica) y demostraron la seguridad de la stevia.

En 2004, esta misma universidad organizó el Congreso Internacional sobre la Seguridad de la Stevia, donde se llegó a la conclusión de la completa seguridad de esta planta.

A partir del año 2005, la producción de stevia ha experimentado un aumento cada vez mayor, gracias a que la Organización Mundial de la Salud (OMS) autorizó su uso como edulcorante. Ese mismo año se produjo la Primera Reunión Internacional de la Stevia.

En 2006 se realizó la Segunda Reunión Internacional de la Stevia en Paraguay para dar un nuevo impulso a la comercialización internacional de la stevia y que se permitiera en los países en los que está prohibida. Para ello se presentaron los resultados de unos estudios para el Comité Mixto FAO/OMS, llamado Comité de Expertos en Aditivos Alimentarios (JECFA), que demuestran las propiedades beneficiosas de la planta. En esa misma reunión, la Universidad de Aarhus (Dinamarca) expuso nuevos caminos para el tratamiento de la diabetes tipo 2 con la ayuda de los componentes de la stevia, componentes que también pueden llegar a ser beneficiosos para los diabéticos de tipo 1, algo que actualmente se está estudiando más a fondo.

En 2007, la FAO y la OMS han aceptado, finalmente, la inocuidad de la stevia y la han incluido en una lista temporal antes de ser incluida en su lista de Codex Alimentarius.

Actualmente, en Estados Unidos y Europa se permite la comercialización de stevia en herboristerías. En otros países como Japón, China o Corea del Sur y en gran parte de América del Sur (Colombia, Brasil, Perú, Argentina, etcétera) se consume stevia de forma legal desde hace años.

Dónde comprar stevia

Comprar stevia es muy fácil: ya hay muchas herboristerías en España que la tienen en su versión de hoja seca, ideal para hacer infusiones. Aunque, sin lugar a dudas, internet se ha convertido en el espacio perfecto para encontrar stevia tanto seca como en forma de planta.

También se pueden adquirir edulcorantes a base de stevia. El laboratorio Anagalide es una empresa que se dedica a la experimentación e investigación química desde 1978. Su gran especialidad es, tal y como dice su eslogan, «Química con respuestas naturales».

En el año 2006, Anagalide, de Barbastro (Huesca), fue el socio fundador de la Asociación Europea de la Stevia, EUSTAS (European Stevia Association). La página web de EUSTAS está en inglés, pero se puede cambiar el idioma a español <http://www.eustas.org>; en ella explica el objetivo de la organización, que consiste en la lucha por la aprobación de la stevia como aditivo alimentario ante el Comité Científico para Alimentación (SCF) de la Comisión Europea.

También explica qué es la stevia y sus efectos beneficiosos para la salud. Además de su origen e historia y su composición química, defiende la seguridad de la stevia para el consumo humano, desmintiendo los rumores de que no es cien por cien segura, motivo por el cual todavía no está legalizada.

Anagalide elabora sus productos a través de procesos de extracción, purificación y aplicaciones de los glicósidos, además de otros componentes activos de la stevia.

Su página web <http://www.anagalide.com> es muy completa e interesante y de sencillo manejo, con información relevante para el consumidor. En ella explica su historia, sus valores y los servicios que proporciona, ya que realiza estudios propios y para terceros, y por supuesto, sus productos. En este apartado se encuentra la stevia, con una breve introducción, en la que se explica qué es y sus propiedades medicinales, sus aplicaciones cosméticas e incluso recetas con stevia. Además, explica brevemente las propiedades de la stevia en la alimentación de los animales y en la agricultura.

Anagalide ofrece hasta seis productos elaborados a partir de extracto purificado en polvo de *Stevia rebaudiana Bertoni,* y especifica el nivel de dulzor de cada producto en comparación con la sacarosa (de 60 hasta 350), además de una descripción de cada producto con un enlace directo. Y también proporciona la posibilidad de conseguir más productos de stevia con previa solicitud.

En la página web del agricultor catalán Josep Pàmies <http://www.pamieshorticoles.com> también podemos encontrar información sobre la stevia. Y desde el apartado «Otros», podemos encontrar la página web de Slow

Food España <http://www.slowfood.es>, donde Josep Pàmies explica cómo cultivar stevia en el apartado «Manual de cultivo de la stevia», a la derecha de la página.

En la página web de Slow Food España también hay un link directo para aceder al blog personal de Pàmies <http://joseppamies.wordpress.com>, donde reflexiona sobre la actualidad en relación a la alimentación y la salud.

El movimiento Dolça revolució (Dulce Revolución) <http://www.dulcerevolucion.com>, del que Josep Pàmies es fundador, pretende difundir el uso de la stevia y otras plantas para mejorar la salud. Es un movimiento sin ánimo de lucro que pretende fomentar las terapias naturales y el conocimiento popular a través de testimonios reales.

En la web de Dolça revolució (Dulce Revolución) hay un apartado que se llama «Dónde encontrar plantas», en el que explica cómo conseguir tu propia planta de stevia a un precio muy económico y en diferentes puntos de España.

La web de Dietética Online <http://www.dieteticaonline.es> proporciona a sus clientes planta stevia cortada a granel, ideal para preparar infusiones. Pero, además, otorga un amplísimo abanico de posibilidades al consumidor, tanto en productos como en información.

En Dietética Online se pueden encontrar productos tan dispares como cosmética natural, inciensos del mundo e información sobre todo tipo de tés, incluso packs de regalo. Para encontrar los productos de stevia, es recomendable consultar el apartado «Plantas Medicinales», a la izquierda de la página. O más rápido todavía, usar el buscador de la página en «Búsqueda rápida», escribir «stevia» y entonces encontraremos de forma fácil los productos de stevia que ofrece esta web.

Dietética Online ofrece tres productos relacionados con la stevia a precios muy recomendables. Uno se trata de extracto bruto de stevia; otro consiste en extracto purificado de stevia y una tercera opción sería la misma planta cortada.

Recetas con stevia

Pan de stevia

Ingredientes:

    2 plátanos muy maduros medianos o grandes
    1 cucharadita de extracto de polvo de stevia
    1 cucharada de jugo de limón
    2 tazas de harina de trigo integral
    ½ cucharadita de levadura
    ¼ de cucharadita de sal
    1 cucharadita de aceite
    1 huevo grande
    ½ taza de yogur natural descremado o nata líquida
    1 cucharada de extracto de vainilla
    ½ taza de nueces picadas (opcional)

Precalienta el horno a 180 °C, engrasa un molde mediano (cubriéndolo con mantequilla y después espolvoreándolo con harina) y añade la masa ya preparada. Hornea durante unos 35 o 40 minutos, hasta que suba.

Magdalenas de fresa y plátano
Para 12 magdalenas

Ingredientes:

1-14 tazas de harina de trigo para repostería
⅜ de cucharadita de extracto de stevia en polvo
2 ½ cucharadita de levadura en polvo
½ cucharadita de canela
1 huevo
½ taza de agua
¼ de taza de aceite vegetal
⅔ de taza de puré de plátano (1 plátano grande)
¾ de taza de fresas frescas

Unta con aceite las tazas donde pondrás la harina de trigo. En un bol o tazón, mezcla la harina, la stevia, la levadura y la canela. Practica un hueco en el centro para verter todos los ingredientes líquidos. En otro recipiente, mezcla el huevo, el agua y el aceite. Añádelo a la mezcla de harina y remueve. Incorpora las fresas y el plátano y mezcla bien. Cuando esté lista la preparación, vierte la masa en los moldes para magdalena e introdúcelos en el horno precalentado a 200 °C durante 20 minutos, hasta que estén doradas.

Galletas de crema o mantequilla de cacahuete
Para 55 galletas

Ingredientes:

6 cucharadas de aceite vegetal
½ taza de mantequilla de cacahuete a temperatura ambiente
2 huevos
1 cucharadita y media de extracto de vainilla
2 cucharaditas de aroma de caramelo de mantequilla y azúcar
½ taza de agua
2 tazas más, con 2 cucharadas de harina de trigo integral
2 cucharaditas de extracto de stevia en polvo
½ cucharadita de levadura
1 ⅔ de taza de coco rallado de origen orgánico

En un recipiente mediano, vierte el aceite y añade la mantequilla de cacahuete, los huevos, el extracto de vainilla y el aroma de caramelo; incorpóralo bien y añade el agua. Mezcla la stevia, la harina y la levadura. Bate la mitad de los ingredientes secos con la mantequilla de cacahuete y añádelos al resto de ingredientes con la ayuda de una cuchara. Pica un poco el coco en una batidora o una picadora, mézclalo con la masa para galletas y conseguirás una textura compacta. Vierte la preparación en moldes para galletas sin engrasar, con la ayuda de una cuchara, y alisa la mezcla con un tenedor. Introdúcela en el horno precalentado a 180 °C durante 9 o 10 minutos. Deja que se enfríen en el molde durante 2 minutos. Transcurrido este tiempo, sácalas del molde y deja que se enfríen por completo. Consérvalas en un recipiente hermético. Estas galletas se pueden congelar.

Nata batida
Para dos tazas

Ingredientes:

- 1 taza de nata montada líquida
- 1 cucharadita de extracto de stevia en polvo
- 1 cucharadita de extracto de vainilla

Bate todos los ingredientes en un recipiente pequeño y profundo hasta que la preparación adquiera una textura suave; no batas en exceso para evitar que salgan grumos. Después, sirve o consérvala en la nevera.

También se pueden añadir especias y condimentos. Por ejemplo, prueba con una pizca de canela con pastel de calabaza, o unas gotas de aroma de almendra para servir en un pastel de melocotón.

Aceite de semillas de cáñamo

Ingredientes:

- 3 cucharaditas de aceite de cáñamo
- 1 cucharada de vinagre balsámico o vinagre de sidra de manzana
- 2 cucharaditas de jugo de limón
- 1 diente de ajo cortado en trocitos

1 cucharadita de jugo de jengibre
de 3 a 5 gotas de stevia
sal marina (al gusto)

Mezcla todos los ingredientes y deja macerar.

Se trata de un aceite rico en proteínas y ácidos grasos omega 3 y 6. Su sabor a nuez resulta perfecto para aliñar unas verduras al vapor. Las cantidades están pensadas para que duren un par de semanas. Debe conservarse en la nevera en un recipiente de vidrio tapado.

Café con canela

Ingredientes:

400 ml de leche
½ taza café descafeinado
3 gotas de jarabe de stevia (o al gusto)
¼ de cucharadita de canela

Calienta la leche y bátela hasta que forme mucha espuma (usa una batidora) y luego viértela en dos tazas. Prepara el café y, cuando esté listo, añade el líquido de stevia y la canela. A continuación, mezcla el café con la leche.

Pastel de manzana de la abuela
Para un pastel de unos 23 cm por 5 cm de corteza

Ingredientes:

6 tazas de rodajas finas de manzana
1 o 2 cucharaditas de jugo de limón fresco
1 cucharadita y media de extracto de stevia

2 o 3 cucharadas de harina integral de trigo para repostería
¼ de cucharada de nuez moscada
1 cucharada de canela
2 cucharadas de mantequilla
una pizca de clavo u otras especias

En un recipiente grande, vierte el jugo de limón sobre los trozos de manzana y mezcla bien. En un recipiente pequeño, mezcla la stevia, la harina, la nuez moscada, la canela y los clavos u otras especies y remueve bien. Coloca los trozos de manzana cortada encima de esta masa, con la ayuda de un poco de mantequilla. Los trozos deben estar un poco superpuestos. Antes de introducir la mezcla en el horno, pincha el pastel para dejar escapar el vapor. Cuécelo en el horno precalentado a 180 °C durante unos 45 minutos. Se puede colocar papel de aluminio por encima durante los últimos 15 minutos para evitar que quede demasiado oscuro. Una vez transcurrido este tiempo, reserva el pastel en una estantería a temperatura ambiente o introdúcelo en la nevera.

Pastel de chocolate con stevia
Para unas 20 raciones

Ingredientes:

1 taza de harina
1 cucharada de stevia seca
4 huevos
4 cucharadas de agua

1 cucharadita de levadura
80 g de chocolate *light* rallado

En primer lugar, unta un molde con mantequilla *light* y espolvoréalo con harina de trigo. Bate las yemas con stevia hasta obtener una crema espesa y después agrega agua y harina y mezcla bien. Añade el chocolate rallado y vierte la masa en el molde. Introdúcelo en el horno precalentado a unos 180 °C durante unos 25 minutos. Una vez lo hayas sacado del horno, déjalo enfriar.

Galletas con stevia

Estas galletas pueden prepararse con almendras, avellanas, nueces, coco, u otros ingredientes.

Ingredientes:
   200 g de harina integral
   75 g de almendras trituradas
   2 huevos
   1 cucharadita de stevia en polvo
   75 ml de aceite de oliva virgen extra
   ½ cucharadita de canela
   una ralladura de limón
   1 cucharadita de levadura en polvo

Primero, mezcla las almendras (avellanas o nueces), la stevia, la harina, la levadura, la ralladura de limón y la canela. Añade el aceite y los huevos y mezcla muy bien. Cuando consigas una masa dura, haz dos o tres rollitos con ella, envuélvelos en papel transparente de cocina y déjalos durante una hora en la nevera. Una vez transcurrido este tiempo, amasa un poco; si la masa se rompe, añade un poco de harina por encima y vuelve a amasar. Con la ayuda de un rodillo, aplana la pasta hasta dejar medio centímetro de grosor. Corta con el cortapastas elegido y coloca las pastas sobre la bandeja del horno, previamente untada con el aceite de oliva. Introduce las galletas en el horno, previamente recalentado, a unos 170 °C, de 10 a 15 minutos. Vigila que no se quemen. Deja que se enfríen y colócalas en una bandeja.

Entrevista a Josep Pàmies

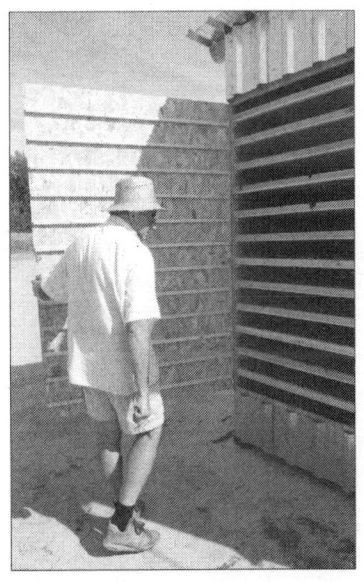

¿Quién es Josep Pàmies? He leído que es «el agricultor biológico».

Todavía no. La stevia me ayudó a conocer el mundo desagradable que se encuentra tras los productos químicos que yo utilizaba. Hace unos 15 años, mis tierras dijeron «basta» y me di cuenta de que se debía a los tratamientos químicos tan agresivos que usábamos, así que empezamos a reducirlos, hasta que ahora prácticamente son inexistentes. Ahora, dentro del invernadero, hemos conseguido tratamientos orgánicos, y fuera casi también. Pero por eso no puedo decir que sea orgánico, porque el cultivo aún sigue siendo aeropónico, debido a la actividad industrial que existía hace unos cuantos años. Pero como mínimo todos los tratamientos de las plantas (aunque el abono sea todavía mineral) son orgánicos.

Entonces, gracias a la stevia, hace unos 10 años, me di cuenta de que las mismas empresas que venden pesticidas y herbicidas hacían los transgénicos, trabajaban con aspartamo... es decir, por un lado te envenenan y por el otro hacen que la enfermedad sea crónica. Y bueno, buscando la palabra Montsanto, encontré una asociación de padres de niños diabéticos fallecidos en Estados Unidos que luchaban contra Montsanto para que se prohibiera el aspartamo transgénico, ya que consideran que cuando un niño de una edad comprendida entre los 2 y 10 años, aproximadamente, abusa de la Coca-cola light o la Coca-cola Cero,

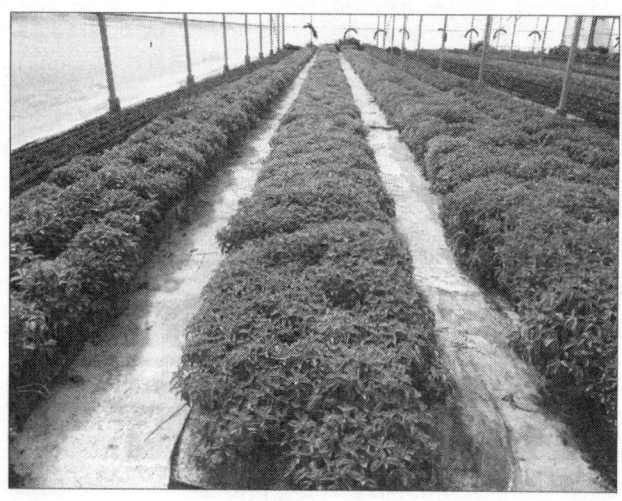

como sus órganos están en proceso de formación, aunque no lleve azúcar, resulta perjudicial para ellos. A pesar de que los médicos les decían que tomaran Coca-cola light o Cero porque no llevaba azúcar, sino que contiene aspartamo, ideal para los diabéticos, los padres creen que sus hijos han fallecido por culpa del aspartamo. Lo que pedían era que se prohibiera el aspartamo para que a otros niños no les pasara lo mismo que a los suyos y solicitaban la legalización de la stevia.

Y de ahí la lucha contra Montsanto, que es la empresa de transgénicos más grande del mundo. El 88 % de los transgénicos del mundo son patente de Montsanto. Y creí que una forma de luchar contra Montsanto era cultivando la planta que no desea que se dé a conocer porque le haría competencia con la patente que tenía del aspartamo transgénico.

Sobre mí, puedo decir que mis abuelos y mis padres siempre han sido horticultores por obligación porque siempre hemos tenido pocas tierras, y el horticultor con pocas tierras ya puede vivir. Y bueno, mi vida ha consistido en equivocarme y volver a empezar, y ahora estoy en esta fase.

En una entrevista para un periódico dijo que creía que tenía una deuda con la sociedad y por eso ahora hace lo que hace.

Sí. Yo mismo, durante estos últimos 10 años, no he ido más al médico, y antes solía visitarme cada 15 días. Lo único que ha cambiado es el hecho de rociar o no y de comer o no comer la misma porquería que yo mismo vendía a todos, y que todavía hoy la mayor parte de la gente come. Claro, yo mismo he notado un cambio en mi salud y en la salud de mi tierra, y creo que eso lo tengo que decir, porque como agricultor tengo la obligación de alimentar a la sociedad, pero de manera sana, de eso ahora estoy seguro.

¿Qué propiedades tiene la stevia?

A raíz de esa investigación que hice hace 10 años pude encontrar muchos estudios científicos, ya que la stevia se consumía desde hacía 40 años. Uno de los estudios es el de Aarhus, en Dinamarca. Hablaba de que se observa una mejora de las células del páncreas, por lo que era posible que volviera a producir insulina. Regula la presión y mejora la circulación de la sangre. Todo esto se encuentra en los más de 100 estudios científicos publicados. Lo que quiero decir es que existen muchos estudios, lo que ocurre es que estos estudios se abandonan porque pueden resultar revolucionarios para la salud pública. Si tal y como dice la directora de la OMS, de aquí a 2030 no detenemos la obesidad y la diabetes actual, solamente el aumento de la diabetes puede suponer la bancarrota del sistema sanitario mundial.

La diabetes trae consigo infartos, amputación de miembros, en fin, un gran número de males que provocan que el coste para la seguridad social sea tremendo. Y esto sólo con la diabetes inicial, que posteriormente acarrea muchas enfermedades más.

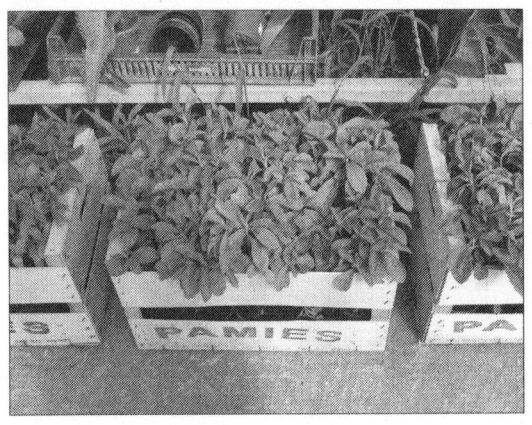

Por tanto, pienso que si con una sola planta podemos mejorar los niveles de azúcar, podremos mejorar la hipertensión, la circulación de la sangre, los problemas digestivos como el estreñimiento, o evitar la retención de líquidos. A mí algunas personas me han dicho que durante un mes no paraban de orinar. Bueno, eso es señal que te sobraba líquido, ¿no? Y ayuda a perder peso, sin hacer régimen. Seguramente con otro diurético como diente de león o cola de caballo también sería posible, pero existe el aliciente de que la stevia, además de solucionar el problema del azúcar, también soluciona el problema del riñón. Hace 3 años que no voy al dentista, cuando antes iba cada dos por tres, es decir, es un anticaries potentísimo porque es un antiséptico bucal. La stevia es, además, un antioxidante 7 veces más potente que el té verde, que es uno de los más potentes y recomendados. A propósito de esto, estamos estudiando con la Universidad Politécnica el nivel de antioxidantes de la stevia y le explicamos a la profesora un experimento que hicimos al año pasado. Rociamos unos manzanos con una infusión de stevia y al cabo de un mes sus manzanas estaban amarillas y eran mucho más dulces. Además, cuando las cortabas no se oxidaban tanto. La stevia aportó antioxidantes a la planta.

Esto no es nuevo en Japón, donde un 20 % de la producción de frutas y hortalizas está tratada con stevia para aportar un sabor más dulce y más antioxidantes a los alimentos, que luego se venden muy bien porque son más sabrosos.

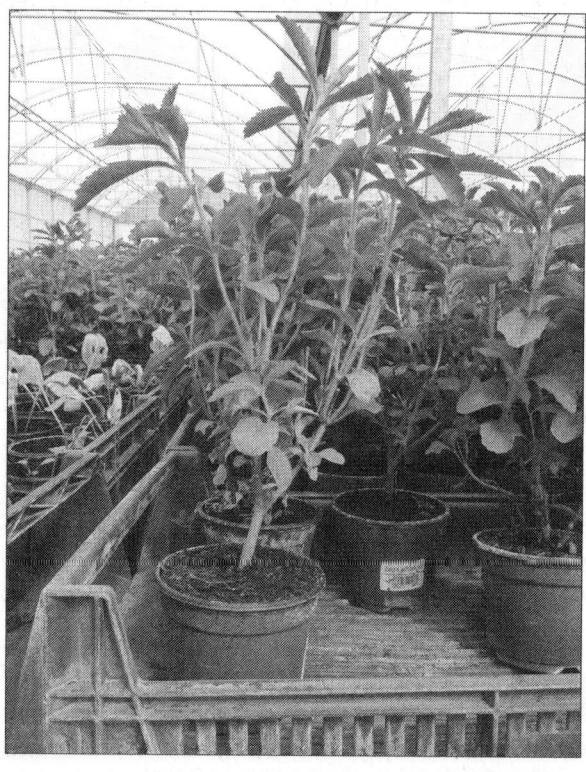

Está claro que se ha beneficiado de las propiedades de la stevia. Ha comentado que no va al dentista, que se encuentra mejor y que no va tanto al médico...

Sí, es cierto. Aunque empecé a cultivar stevia mucho antes de tomarla, llevo haciéndolo unos 4 o 5 años. Yo no sabía que era hipertenso; cuando me enteré, empecé a tomar stevia y ahora ya no lo soy. Lo que quiero decir es que con anterioridad me encontraba bien, pero tenía la presión alta. Aunque esto varía mucho, ya que hay personas que con 18 están bien. Como lo normal es no pasar de 14 y yo lo hacía, y lo mínimo es no superar 8,5 o 9 y yo pasaba algunas veces, empecé a tomar stevia.

¿Para quién es más positivo tomar stevia?

Para los diabéticos, para los hipertensos, para las personas con problemas en los riñones y para tratar la mala circulación o los problemas en las articulaciones, aunque también es un regulador intestinal (no un laxante). Ahora la Roche ha patentado un producto de la stevia por sus propiedades cognitivas, para que los niños tengan un mayor rendimiento intelectual y los mayores no lo pierdan. Por tanto, en vez de una pastilla de la Roche, es mejor tomar unas hojitas de stevia. En definitiva, para todo el mundo es positivo y recomendable.

La OMS ha autorizado 4 g de hojas secas al día, que es muchísimo. Porque 4 g supondrían 40 g de hoja tierna. Lo recomendable es tomar 4 hojitas al día. Las hojas secas no pesan ni un cuarto de gramo. Pero la OMS lo ha autorizado con esteviosido puro, que realizada la transformación en la hierba, supone unos 4 g de hoja al día, algo excesivo, a no ser que sea para tratar un problema. Si no los hay, con medio gramo al día, que equivaldría a dos o tres hojas tiernas, es más que suficiente para conservar la salud.

Estamos hablando de una planta muy segura que se podría usar como alimento, pero que en cambio se está tratando como un aditivo que encontraremos en todos los lados: en la Coca-cola, los chocolates... Se trata de un alimento seguro, aunque en Europa se resisten a legalizarla.

¿Tiene alguna contraindicación la stevia?

Si buscas contraindicaciones en Google no las encuentras. Un estudiante brasileño realizó un estudio, aunque después se supo que estaba pagado por Montsanto, que además no se publicó nunca en ninguna revista. Hablaba de la disminución de la fertilidad en los ratones. Es lo único que se puede encontrar. Como los ratones tenían demasiada cantidad de stevia en los intestinos, no procrearon tanto como los otros.

La stevia no tiene contraindicaciones, no las encontrarás; sin embargo, existen miles de contraindicaciones del aspartamo. No obstante, éste es legal y la stevia no. Un estudio de un estudiante brasileño ya es suficiente para que la Agencia Europea de Seguridad Alimentaria detenga de momento su legalización y su investigación. En cambio, el aspartamo o el tabaco, que están más que

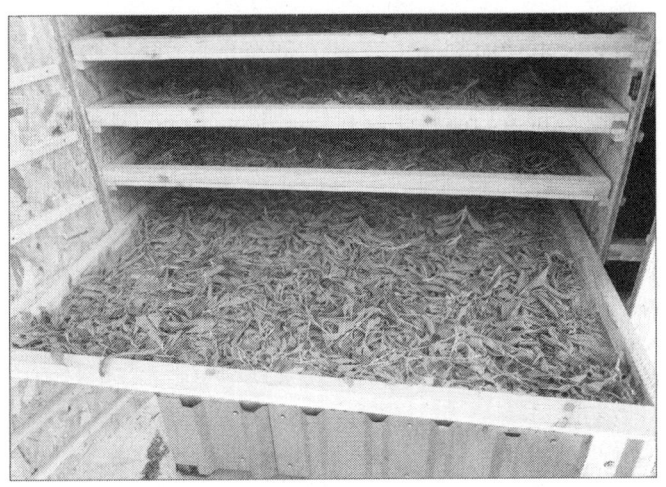

estudiados y se sabe que es carcinógeno, no se prohíben. Les es indiferente que haya tantos estudios a favor y sin contraindicaciones; no tienen suficiente para autorizarla.

¿Cómo se toma la stevia?

Si tienes la planta en casa, algunos diabéticos con una sola hojita tomada en ayunas, sin dejar la medicación, y hablo de casos descontroladísimos como a 180-200, alcanzan niveles normales. Entonces, si mejoran, lo ideal sería que el médico les redujera la medicación..

La infusión resulta más laboriosa, ya que se precisan unos 20 minutos hacer la infusión. Tomarla, en cambio, sólo lleva un momento. La infusión es ideal para el invierno, cuando la planta detiene su metabolismo y no vegeta. La infusión se prepara como cualquier infusión de menta, manzanilla... Con una cucharadita es suficiente, que se corresponde a un gramo de stevia seca.

¿Por qué la stevia no es un producto de uso masivo?

Hay pocos alimentos que a la vez sean tan beneficiosos médicamente como éste. Y claro... si introduces stevia en tu dieta, ¿qué hará la industria farmacéutica? Pues lógicamente te dirá: «No puedes usar esto porque no está autorizado por la Agencia Europea de Seguridad Alimentaria». Detrás de esta agencia están los lobbys, que no son agricultores individuales o grupos de ciudadanos. Los lobbys de presión son farmacéuticos. Son Danone, son Coca-cola, son Nestlé. Qué casualidad que ahora Coca-cola quiera unirse a nosotros para presionar para que se autorice la stevia en Europa, ¡qué vergüenza!

Coca-cola se ha ofrecido para ayudar a la asociación que hay en Europa para la legalización de la stevia (EUSTAS), de la que formo parte. Porque en Europa hay problemas a nivel agroalimentario. Empresas como Danone o Nestlé están preparándose para saturar el mercado de productos, evitando que lo haga antes que ellos la empresa Coca-cola. Entonces, son las grandes corporaciones agroalimentarias las que están esperando a que se acaben solucionando los problemas para la legalización de la stevia y poder vender sus productos.

Estoy seguro de que Danone acabará comercializando un yogur para diabéticos, porque Danone puede etiquetar las propiedades de la leche o de los yogures, y nosotros como agricultores no, ni los herbolarios tampoco.

¿Por qué? Porque las leyes de etiquetaje están pensadas por estos lobbys, porque si añaden extracto de stevia a un yogur pueden poner en la etiqueta «yogur antidiabético» o yogur anticolesterol como Danacol, porque la gran industria agroalimentaria es un lobby que ha creado un artículo donde se dice que no se pueden etiquetar los productos básicos con sus propiedades, pero, en cambio, sí que pueden hacerlo las empresas que controlan el mundo agroalimentario, es decir, los lácteos, las aguas y los refrescos.

Resumiendo, son las empresas las que están retardando el uso libre de la stevia hasta que lo tengan todo a favor para poder lanzar sus productos al mercado. Por ejemplo, hace 2 años escribí al Instituto de Investigación y Atención Primaria, que es quien investiga los medicamentos en Catalunya. Hablé con la gerente para saber el número de diabéticos que hay, y le comenté lo interesante que sería estudiar a fondo la stevia. Ella me preguntó que de qué capital disponía y yo le contesté que no deseaba para mí esas investigaciones. En esos momentos se estaban haciendo varios experimentos con medicamentos, así como pruebas con la soja, los yogures... Entonces le hablé de los experimentos que estaba haciendo Danone, que añadía el extracto de una planta para ver cómo actuaban sus propiedades medicinales (la stevia), pero la mujer me cortó de malas maneras.

Lo que quiero decir es que es una vergüenza que una institución pública, aunque sea bajo la forma de sociedad anónima, sólo investigue si pagan los empresarios con unos intereses puramente económicos. Esto ocurre aquí, en Cataluña.

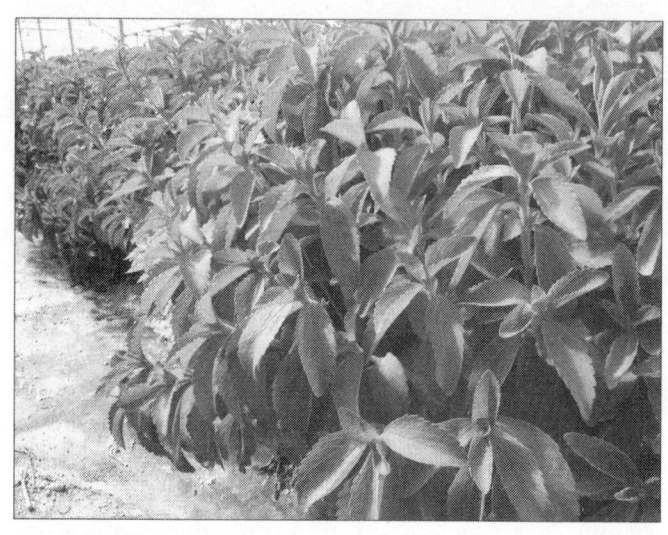

Volviendo a la ley del etiquetaje, no sólo prohíbe el etiquetaje de la stevia, el tomillo, el romero... sino que prohíbe el etiquetaje de todas las plantas medicinales; en cambio, las empresas de lácteos, aguas y refrescos tienen carta blanca. ¿Por qué? Porque ellos tienen mucho dinero y se pueden permitir realizar investigaciones y seguimientos en hospitales y nosotros (los agricultores) no, y aunque quisiéramos no podríamos hacerlo porque no nos deja la ley de etiquetaje.

¿Ha tenido problemas con la administración respecto a la stevia?

Nosotros regalábamos plantas de stevia a todo el mundo que venía aquí hasta el año pasado. Pero a la vez queríamos darla a conocer y las vendíamos en bandejitas en los mercados o en restaurantes, como el Bulli, Quique Dacosta... Creíamos que la stevia tenía que llegar a todo el mundo, no sólo a los ricos que van a comer a estos sitios. Así que pensamos en venderla en los principales mercados: Mercabarna, Mercamadrid, Mercasevilla... pero para que la gente no compre algo que no conoce, les tienes que explicar qué es y para qué sirve, porque la gente no va a comer algo que no sabe qué es. Y al poner «*Stevia rebaudiana*, antidiabética e hipertensiva», entonces Sanidad nos abrió un expediente diciéndonos que no podíamos etiquetar, y al año siguiente nos prohibieron venderla. Un año después, escribimos una carta a la consejera Marina Geli diciéndole que era una vergüenza lo que estaba ocurriendo, y ella nos envió a la Agencia de Protección de la Salud, que ya es algo. Pedimos que dejaran de hacer lo que hacen, y contestaron que si algún diabético se atreviera a denunciar aplicarían toda la fuerza de la ley.

Ahora vamos a ir contra los edulcorantes. Las leyes europeas cambian a medida que le interesa a Coca-cola, Danone, Nestlé, etcétera. En cambio, el tema de la hoja de stevia no avanza. Se legalizarán los extractos pero no la hoja, que es precisamente donde realmente están las propiedades. Cada vez que se elabora un extracto más puro, quedan menos propiedades, a diferencia de la hoja tierna, que es la más medicinal, o la seca, lo que hace que sea un buen producto para diabéticos (sin azúcar), pero pierde todo lo demás.

¿Recomienda tener la planta stevia en casa?

Decimos que es necesario porque en este mundo en crisis posiblemente haga falta tener conocimientos de autocultivo para tus propias plantas, porque nadie te asegura que el sistema sanitario quiebre y tengas que pagar las medicinas, por tanto, es habitual el autocultivo de plantas, porque supone una medicina gratis.

¿Cómo se hace? Es muy fácil, aunque a algunas personas se les mueran todas las plantas. Lo que hay que hacer es trasplantar la stevia a una maceta grande, con tierra porosa, una turba bien regada la primera vez que se planta, para después volver a regar cada 2 o 3 días. No es recomendable colocarla al sol directo si la stevia procede de un invernadero. Hay que ir acostumbrándola poco a poco, primero al sol de la mañana y luego colocarla en la sombra.

Nosotros vendemos la planta stevia y la mitad de lo que se recauda se destina a una asociación que se llama Dulce Revolución (Dolça Revolució) de las plantas medicinales. La web es <www.dulcerevolucion.com>.

En Dolça revolució (Dulce Revolución) hay gente preparada como naturistas u homeópatas, que ayudan a asesorar a los muchos mails que recibimos. También hay equipos de voluntarios que forman parte de esta idea de extender el cultivo no sólo de la stevia, sino también de todas las plantas medicinales necesarias. Lo llamamos dulce revolución porque fue la stevia quien nos inspiró, pero detrás hay mucho más. En la web podéis encontrar experiencias con otras plantas, como el ajo para el infarto, experiencias con calanchoe para el cáncer... Todo lo que puedas tener de forma gratuita en casa y que puede ayudar con enfermedades graves o leves, pero siempre molestas.

En esta asociación no sólo queremos extender el uso de la stevia, sino también de otras plantas sin contraindicaciones para el cuerpo. Son muchísimas las posibilidades que estas plantas ofrecen. La tradición del curandero o el abuelo que te aconseja sobre cómo usar una planta se ha perdido en las sociedades urbanas. Por suerte, en internet lo encuentras todo. Lo que pretendemos con Dolça revolució es ofrecer al consumidor experiencias de gente real, no anónima, y poder contactar con esas personas a través del teléfono, por correo o por mail y eso no lo hace nadie más, ya que los foros son anónimos. Así, personas con el mismo problema pueden acudir a otra experiencia similar a la suya e intercambiar consejos. De este modo, tendremos conocimientos de carácter popular, entre conocidos, vecinos, amigos…

¿Conoce el movimiento Slow Food?

Yo pertenezco a este movimiento, y muchos de sus miembros colaboran directamente con Dolça revolució, porque partimos de un principio muy básico que consiste en que muchas enfermedades aparecen a causa de una mala alimentación. Lo que propugna Slow Food es comer de forma más natural y equilibrada. Una alimentación con productos lo más naturales posibles, cuanto menos industriales mejor: carne a la plancha, carne ecológica, alimentos de temporada, lo autóctono de cada país.

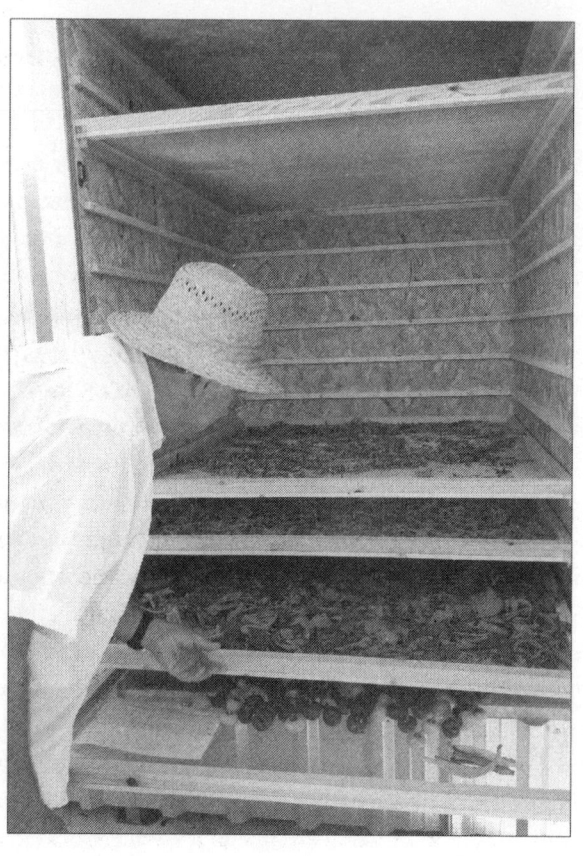

Slow Food es lo contrario a Fast Food. Defiende tomarse tiempo para comer, para que las prisas no hagan que te siente mal la comida. Comer poco y bien sin prisas. Comer bueno, limpio y justo. Con bueno quiero decir sabroso, del tiempo, las variedades del país, no híbridos o transgénicos. Limpio significa sin residuos químicos y justo, que el agricultor haya recibido un precio digno, porque a este paso sólo quedarán fábricas de pastillas sintéticas que acabarán diciendo que también alimentan.

¿Qué es el manifiesto de la stevia?

Hace 3 o 4 años, Slow Food de Lleida propuso a Slow Food de España un manifiesto a favor de la stevia para que se declarara patrimonio de la humanidad, y que se preserven sus orígenes, en la zona de Guaraní de la Amambay, en Paraguay, y las variedades de stevia más silvestres y medicinales que hay. Porque ahora Coca-cola, Cargill y Pepsicola la están modificando genéticamente y están alterando los componentes de la stevia. Por eso, si no preservamos el origen de la stevia, dentro de unos años ya no quedarán semillas curativas, sólo las semillas que dan azúcar.

A partir de aquí, tenemos un convenio con 4.000 indígenas de Paraguay entre Slow Food de Lleida y Slow Food Paraguay Central, para que cultiven stevia en su variante más antigua, y la preserven a kilómetros de distancia de cultivos industriales de stevia. Es la única manera de preservar el valor medicinal de esta planta para el futuro, un valor que ahora no se aprecia. No lo aprecia la industria farmacéutica. Si ese reconocimiento no llegara nunca, como mínimo se habrá preservado una gran planta, a la cual asociaciones como Dolça Revolució saben darle el valor que merece.

El manifiesto de la stevia, además, recomienda la vuelta a los conocimientos populares, recuperación de verdades sobre especies tanto medicinales como alimentarias. Hay que preservar esta gran planta para el futuro de la humanidad que la necesite, puesto que la diabetes es la pandemia más grande que hay, junto con la obesidad, que termina también en diabetes. Si un niño es obeso durante años, con el tiempo acabará siendo diabético. Existen unos 200 millones de diabéticos en el mundo, de manera que se trata de una pandemia mayor que la gripe aviar, pero todos callan porque es un gran negocio. Les interesa que exista la pandemia, pues cuantos más enfermos haya, más negocio para la industria farmacéutica, que es la que controla el mundo hoy en día.

¿Qué controla la industria farmacéutica?

Controlan las semillas transgénicas, los pesticidas, los medicamentos que no curan. Todo es un gran negocio. Richard J. Roberts, premio Nobel de medicina, lo denuncia: «El medicamento que cura no es rentable». Este señor explicó que las industrias que pagan los estudios para hacer los medicamentos obligan a modificar un medicamento que sí cura por otro que convierte la enfermedad en crónica.

La stevia, entonces, ¿también va bien para la obesidad?

Primero, si sustituyes el azúcar por stevia ya es un paso, porque te ahorras muchísimas calorías. Segundo, disminuye la ansiedad. Un buen recurso es llevar una hojita de stevia en el bolsillo y cuando se siente ansiedad comérsela.

¿Es correcta la afirmación que está en contra de la OMS (Organización Mundial de la Salud)?

Lo único que digo es que ahora la OMS ha legalizado por fin el uso de la stevia, algo que podría haber hecho hace 40 años. Si no lo hizo antes es porque no existía la presión e interés de la industria alimentaria que ha obligado a la OMS a autorizarla, porque saben que tendrán que prohibir el aspartamo, ya que hay demasiadas evidencias científicas de que el aspartamo es carcinógeno.

La presión de Coca-cola, Pepsi y otras empresas ha sido enorme y ha llevado a la OMS a legalizar la stevia. Es algo imparable. Países como Japón, Paraguay, Brasil o Dinamarca han reconocido que la stevia es el mejor edulcorante del mundo, y, por tanto, ha provocado que la OMS ceda poco a poco, pero no ha evolucionado en algo esencial, que es prohibir lo que hace daño.

Lo malo es que las decisiones de la OMS se ven empañadas por los intereses de las grandes multinacionales, donde actúan los lobbys, que no están constituidos por ciudadanos y sus opiniones. Los lobbys son estas industrias que presionan sobre las decisiones que debe tomar la OMS. Por tanto, la OMS no hace lo que debería hacer, por eso creo que es mejor que los diferentes países tengan la libertad de decidir qué es bueno y qué no. El problema reside en que, si tienes a la OMS en contra, muchos países se echan atrás. Es el caso de España. Por eso no se acepta el uso de la stevia.

Sería interesante que los países tuvieran más independencia para tomar decisiones que beneficiaran al pueblo, pero cuando las organizaciones son tan grandes, los lobbys presionan para conducir al mundo hacia unos intereses determinados. Entonces, y a pesar de la democracia, están estos organismos públicos (aceptados por la democracia) que están controlados por estas mafias que son los lobbys.

Así pues, si la OMS desapareciera del planeta, quizás tuviéramos más autonomía para decidir, y la presión popular haría reaccionar a los gobiernos. Puede que en Cataluña se legalizara la acupuntura y la homeopatía. No ocurriría como cuando el PP prohibió 150 hierbas medicinales y ahora la Unión Europea ha obligado a España a retirar estas restricciones porque eran ilegales. El consumidor tenía que recurrir a internet porque su compra era ilegal. En internet se puede comprar de todo y eso es una hipocresía muy grande y una vergüenza.

Por otro lado, Alemania es el segundo país exportador de stevia, aun cuando está prohibida en Europa.

Si deseas obtener stevia puedes conseguirla sin problemas por internet, entonces, ¿por qué no se legaliza de una vez? Pues porque los gobiernos están a merced de lo que dice la OMS y otros organismos similares. Y lo que es malo no lo prohíben (estas organizaciones) y los gobiernos siguen permitiéndolo como si nada, sin pararse a pensar en el consumidor en ningún momento.

Si estas organizaciones internacionales, como la OMS, desaparecieran, la salud ganaría, porque la sociedad, que hoy en día avanza muy deprisa, presionaría para que sus gobiernos tomaran otro tipo de medidas, algo que ahora no es posible, pues la cxcusa es que «mandan» los organismos superiores y no hay opción a diálogo.

Esto en Japón no ocurre. Allí se usa stevia desde hace mucho tiempo.

En Japón, simplemente vieron que la stevia podía ser un gran negocio, pero con todo lo demás, con otros medicamentos, ocurre lo mismo. En Japón se dieron cuenta de que la stevia era un gran negocio a largo plazo, por lo que prohibieron el aspartamo y autorizaron la stevia.

Y aunque la consuma todo un país, no es suficiente para quienes no tienen información sobre la stevia. Así, mucha gente piensa que si el gobierno la prohíbe es porque es mala. La información es poder, pero, ¿quién tiene la información?

Los gobiernos no son democráticos ni tienen una capacidad real para tomar decisiones sobre la salud y éstas se dejan en manos de organismos internacionales presionados por los lobbys.

Ahora podemos ir al invernadero donde trabajo con otras plantas potentísimas también criminalizadas, como el calanchoe para el cáncer. ¿Por qué en América se usa para el cáncer y aquí no? Simplemente porque existen unos intereses creados con respecto a la quimioterapia. La quimioterapia no cura, mata, y, en realidad, muy pocos médicos la recomiendan.

Quizás no haya espacio para explicar estos temas tan duros en este libro. Tal vez tenga que ser en otro. Explicad lo que podáis; cada libro es un mundo.

Entrevista realizada el día 3 de agosto de 2009

Índice

1. Conoce la planta dulce 7
2. Propiedades de la stevia 9
3. El esteviósido, un edulcorante natural 13
4. Cómo y cuándo consumir stevia 17
5. Cómo plantar tu propia stevia 19
6. El azúcar, veneno dulce 23
7. Las instituciones y los edulcorantes 35
8. Los edulcorantes más usados en el mercado 41
9. La crisis de los edulcorantes 49
10. Edulcorantes artificiales y enfermedades 53
11. El edulcorante perfecto 57
12. Diabetes y stevia 59
13. La obesidad 65
14. Alimentos *light*, ¿sí o no? 73
15. Stevia *versus* la industria 83
16. La lucha por la stevia 93
17. La stevia en la historia 97
18. Dónde comprar stevia 103
19. Recetas con stevia 107
20. Entrevista a Josep Pàmies 115

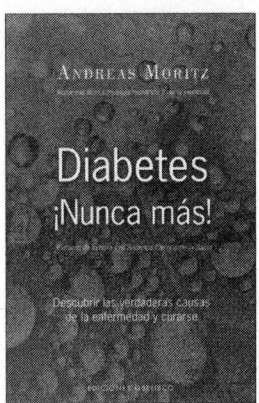

Según Andreas Moritz, la diabetes, en la mayoría de los casos, no es una enfermedad, sino un mecanismo complejo de protección o de supervivencia del cuerpo humano para evitar las posibles consecuencias fatales de una dieta y un estilo de vida poco saludables.

A pesar de los incesantes esfuerzos del organismo (a los cuales llamamos enfermedades) por protegerse, millones de personas sufren o mueren innecesariamente. En la diabetes, el desequilibrio del nivel de azúcar en la sangre no es una enfermedad en sí, sino un síntoma.

Este libro aporta datos esenciales sobre las diferentes causas que originan la diabetes y la manera de evitarlas, con métodos alternativos como el ayurveda. Para detener la epidemia de diabetes necesitamos crear las circunstancias correctas que permitan que el cuerpo sane por sí mismo. Del mismo modo que existe un mecanismo que desencadena la diabetes, existe otro para acabar con ella. ¡Descúbrelo!

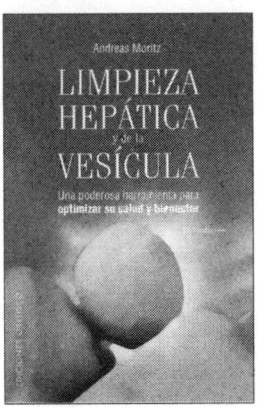

Tener un hígado nuevo es como contar con una nueva oportunidad de vivir.

Veinte millones de norteamericanos sufren anualmente de ataques provocados por cálculos biliares. Las cifras europeas no desmienten la gravedad del problema. En muchos casos, el tratamiento simplemente consiste en operar la vesícula, pero este enfoque, orientado simplemente a los síntomas, no elimina la causa de la enfermedad -los cálculos biliares que congestionan el hígado-, y en muchos casos, simplemente prepara el camino a problemas más graves.

Este libro propone una lúcida explicación de las causas de los cálculos biliares en el hígado y la vesícula, y por qué estas piedras pueden ser las responsables de las enfermedades más comunes que nos aquejan en el mundo actual.

Ofrece al lector los conocimientos necesarios para reconocer las piedras, y da las instrucciones «hágalo-usted-mismo» necesarias para expulsarlas en la comodidad de su casa y sin dolor alguno. También presenta las reglas claras para evitar la formación de nuevos cálculos.

SP
583.99 S848

Stevia : historia, virtudes
y aplicaciones de la planta
dulce que lo cura todo
Vinson ADU CIRC
04/12

Friends of the
Houston Public Library